儿童营养指导与护理

主编 周 琳 郑玉婷

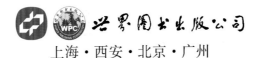

上海·西安·北京·广州

图书在版编目(CIP)数据

儿童营养指导与护理 / 周琳,郑玉婷主编. —上海：
上海世界图书出版公司,2021.10
ISBN 978-7-5192-8530-2

Ⅰ. ①儿… Ⅱ. ①周… ②郑… Ⅲ. ①儿童-营养学
Ⅳ. ①R153.2

中国版本图书馆CIP数据核字(2021)第076037号

书　　名	儿童营养指导与护理	
	Ertong Yingyang Zhidao yu Huli	
主　　编	周　琳　郑玉婷	
责任编辑	芮晴舟	
装帧设计	南京展望文化发展有限公司	
出版发行	上海世界图书出版公司	
地　　址	上海市广中路88号9-10楼	
邮　　编	200083	
网　　址	http://www.wpcsh.com	
经　　销	新华书店	
印　　刷	江阴金马印刷有限公司	
开　　本	890 mm× 1240 mm　1/32	
印　　张	7.375	
字　　数	163千字	
版　　次	2021年10月第1版　2021年10月第1次印刷	
书　　号	ISBN 978-7-5192-8530-2 / R·580	
定　　价	100.00元	

编者名单

主　编　周　琳　郑玉婷

副主编　梁元卿　刘　玲　何　瑾

编　委（按姓氏笔画排序）

方艺桦　孙婷婷　李　英

李　殷　李皎姣　何　娟

侯玉玲　段昀盈　高　瑾

鲁春燕

前　言

　　营养是人类维持生命、生长发育和健康的重要基础。随着人民生活水平不断提高，营养供给能力增强，国民健康水平明显改善，但是面对住院患者，仍然存在营养不足、营养治疗手段缺乏、不规范的情况。《国务院办公厅关于印发国民营养计划（2017—2030年）的通知》中提出要提高住院患者营养筛查率和营养不良住院患者的营养治疗比例，要建立、完善临床营养工作制度。建立以营养筛查—评价—诊断—治疗为基础的规范化临床营养治疗路径，依据营养阶梯治疗原则对营养不良的住院患者进行营养治疗，并定期对其效果开展评价。合理规范的营养支持能改善临床结局，促进疾病康复。随着儿童专科医院分科愈发细化，儿童疾病的营养治疗也得到了快速发展。住院患儿营养筛查、营养评估和营养干预被日渐重视。

　　为了提高儿科医护人员的营养治疗意识，将营养治疗融入临床诊疗活动中，我们编写了《儿童营养指导与护理》一书。本书共分为六章，从住院膳食、住院患儿营养风险筛查和评估、肠内肠外营养的临床应用和监测以及儿童常见疾病的营养指导等各方面对住院儿童的营养管理和护理进行阐述。

参与编写本书的编者均来自临床一线，他们将日常工作和心得体会融入编写过程中，对各位编者的辛勤付出表示感谢。同时，本书编写过程还借鉴并引用了国内外先进的科研成果及规范指南，已在参考文献中注明，在此表示衷心感谢。希望本书能满足临床医护人员实际工作需求，为住院儿童提供规范化、合理化的营养治疗建议。

编　者

2021 年 5 月

目　录

第一章　营养膳食　　　　　　　　　　　　　　　　　　001

　　第一节　营养学基本概念　001
　　第二节　医院膳食种类　002

第二章　住院患儿营养风险筛查和评估　　　　　　　　020

第三章　肠内营养　　　　　　　　　　　　　　　　　　037

　　第一节　肠内营养适应证和禁忌证　037
　　第二节　肠内营养制剂　038
　　第三节　肠内营养途径　040
　　第四节　营养管路的护理　052
　　第五节　肠内营养监测　054
　　第六节　肠内营养泵的使用　055
　　第七节　肠内营养风险管理　059

第四章　　肠外营养　　074

第一节　肠外营养支持的适应证及禁忌证　074

第二节　肠外营养的输入途径及安全管理　077

第三节　肠外营养相关并发症　090

第四节　肠外营养的配置与监测　093

第五章　　儿童营养概述　　099

第一节　婴幼儿喂养　099

第二节　学龄前儿童膳食　106

第三节　学龄儿童膳食　115

第六章　　儿童常见疾病营养指导　　119

第一节　消化系统疾病　119

第二节　呼吸系统疾病　138

第三节　循环系统疾病先天性心脏病患儿

营养指导　143

第四节　泌尿系统疾病　148

第五节　神经系统疾病　154

第六节　新生儿喂养　159

第七节　营养障碍疾病　170

第八节　遗传代谢性疾病　181

第九节　儿童围术期　190

第十节　外科疾病　197

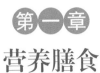

营养膳食

第一节　营养学基本概念

一、营养

营养是指人类从外界摄取食物，并消化、吸收和利用食物中有益成分，维持机体新陈代谢和生长发育的过程。

二、营养素

食物中能被人体消化吸收并有一定生理功能的成分称为营养素。

三、基本膳食

根据不同疾病的病理和生理需要将各类食物用改变烹调方法或改变食物质地而配制的膳食。

四、治疗膳食

在常规膳食基础上采取调整膳食中营养成分或制备方

法而设置的膳食。

五、试验与代谢膳食

指在临床诊断或治疗过程中，短期内暂时调整患者的膳食内容借以配合和辅助临床诊断或观察疗效的膳食。

第二节　医院膳食种类

一、常规膳食

（一）普食

1. 适用对象：消化道功能正常，无发热、特殊营养治疗需求的患儿。

2. 膳食原则

（1）普通饭与正常饮食相同，必须营养充分，各种营养素应达到推荐摄入量标准。

（2）普通饭为平衡饮食，每日食物包括谷类及其制品，富含蛋白质的食物以及菜果类、食物纤维等。

（3）清淡少盐，食物美观可口。

（二）软食

1. 适用对象：有轻微发热、消化不良、肠道疾病，如伤寒、痢疾、急性肠炎等恢复期患儿，口腔疾病或咀嚼不便的患儿，以及3～4岁的幼儿。

2. 膳食原则

（1）介于半流质与普通饭中间的一种饮食，食物要易于消化,便于咀嚼。

(2)餐次、热量、蛋白质等营养素的要求基本同普食。

(3)长期采用软饭的患儿,因蔬菜都是切碎煮制,维生素有部分损失。

(4)少用粗纤维蔬菜,忌用刺激性强的调味品及油煎、油炸的食物。

(三)半流质膳食

1.适用对象:发热较高、体虚、有较严重的消化道疾病,咀嚼吞咽困难,施行手术后的患儿。

2.膳食原则

(1)介于软食和流质饮食之间,比软食更为细软,外观呈半流体状态。

(2)少食多餐,每日供应5~6餐。

(3)有消化道出血的患儿,应采用少渣半流质;患伤寒等疾病的患儿,不给纤维及易引起胀气的食物,如蔬菜、水果、牛奶、豆浆及过甜的食物。

(四)流质膳食(包括普通流质、冷流质、清流质)

1.适用对象:高热、咽部咀嚼吞咽困难、急性消化道炎症、大手术后和危重患儿等。

2.膳食原则

(1)用液体或易于溶化为液体的食物制备。

(2)每日供应6~8餐,此类饮食所供热量及营养素均不充足,只能短期使用。

(3)凡腹部手术或腹部疾病的患儿,避免胀气,不给牛奶、豆浆及过甜液体;喉部手术者,术后应给予冷流质,同时禁用过酸、过咸的饮料,以免刺激伤口引起疼痛。

二、治疗膳食

（一）高能量高蛋白膳食

1. 适用对象：代谢亢进，如结核、甲亢；高营养需求，如手术前后、贫血、先天性心脏病、烧伤、创伤、营养不良等的患儿。

2. 膳食原则

（1）在普通饮食基础上增加蛋白质及热量摄入，根据病情循序渐进地调整每日膳食能量、蛋白及各种营养素摄入情况。保持热氮比为100∶1～200∶1。

（2）每日采用富有动物性蛋白质的食物，优质蛋白质应占40%～50%，可用鸡、鱼、瘦肉、牛奶及豆制品等。

（3）防治血脂升高，控制膳食胆固醇及糖类摄入，减少饱和脂肪的供给。

（4）提供充足的维生素A、钙及B族维生素。

（5）可根据进食情况酌情加餐，如牛奶、炖品、甜点等高热能食物，胃口差则少用糖，多用果汁，鼓励患儿多活动，提高食欲。

（二）低蛋白质膳食

1. 适用对象：有肝昏迷、尿毒症、急性肾功能不全、肾炎水肿期的患儿。

2. 膳食原则

（1）保证充足热量，主要由碳水化合物供热。可采用麦淀粉、蛋白质含量低的薯类如马铃薯、藕粉、芋头等代替部分主食。

（2）在蛋白质定量范围内适当选优质蛋白，如牛奶、鸡蛋。提供充足的维生素与矿物质。

（3）合适的烹调方法，用色、香、味、形促进食欲。

（三）低脂膳食

1. 适用对象：有急慢性胰腺炎、胆囊炎、胆结石、脂肪消化吸收不良等的患儿。

2. 膳食原则

（1）控制全日总热量，根据疾病情况来决定全日进食脂肪的量。

零脂肪：完全不含脂肪。

严格限制脂肪：脂肪总量每日不超20 g。

中度限制脂肪：脂肪总量每日不超40 g。

轻度限制脂肪：脂肪总量每日不超50 g。

（具体数值需以年龄为依据做相应调整）

（2）减少饱和脂肪酸的摄入，多不饱和脂肪酸、单不饱和脂肪酸与饱和脂肪酸比例达 1∶1∶1 为宜。

（3）禁用油炸物、肥肉、猪油及脂肪含量多的点心。

（4）控制烹调用油，多用绿色蔬菜和红、黄色水果以补充维生素。

（四）限盐（钠）膳食

1. 低盐膳食

（1）适用：心功能不全、水肿明显者，肾炎、肝硬化、腹水、高血压等患儿。

（2）膳食原则：每日用盐不超过 3 g，可用糖、醋烹调；禁用一切盐腌制品，每日供应钠应小于 2 000 mg。

2. 免盐膳食

（1）适用对象：较上述症状严重者。

（2）膳食原则：与少盐相似，唯食中不放盐及酱油，每日供钠1 000 mg左右；禁用一切含盐食物。

3. 低钠膳食

（1）适用对象：较上述症状更严重者。

（2）膳食原则：每日膳食中钠不超过500 mg，除禁用盐腌制品外，禁用含钠高的食物。

（五）少渣膳食

1. 适用对象：腹泻、伤寒、痢疾、食管静脉曲张、肠炎、肛门肿瘤、咽喉部及消化道手术、疾病及溃疡恢复期患儿。

2. 膳食原则

（1）所有食物应切小剁碎煮烂，蔬菜做成泥状。

（2）所有食物应无刺激性，除含少量纤维外，禁用脂肪过多及含胀气因子的食物。

（3）初期可用低渣流质或半流质，之后转为低渣烂饭。

（4）由于食物切碎煮烂易造成维生素缺乏，注意补充。

（六）调整钾膳食

1. 高钾膳食

（1）适应证：低钾血症（血清钾＜3.5 mmol/L）。

（2）膳食原则：钾＞80 mmol/d（3 120 mg/d）。

膳食中应多选择富含钾的食物。如谷皮、果皮、鸡肉、粗粮、新鲜水果和蔬菜。

2. 低钾膳食

（1）适应证：高钾血症（血清钾＞5.5 mmol/L）。

（2）膳食原则：钾＜40～60 mmol/d（1 560～2 340 mg/d）。

应选择含钾低的食物，如细粮、佛手瓜、黄瓜、丝瓜、番茄、魔芋、菜叶等食物。

（七）高铁膳食

1. 饮食治疗目的：尽可能除去导致缺铁的病因。补充铁剂，同时进行饮食治疗。

2. 膳食原则：在平衡膳食的基础上增加铁、蛋白质和维生素 C 的供给量。

（1）平衡膳食：根据该年龄段饮食原则和推荐摄入量安排膳食，注意食物多样化。

（2）增加铁的供给量：以血红素铁为主，提高吸收率。血红素铁食物来源：动物血、动物肝脏、瘦肉类等。

（3）增加优质蛋白质的供给量，每日应有 2/3 的蛋白质来源于优质蛋白质。优质蛋白质的来源：瘦肉类、鱼虾、禽、蛋、奶、大豆制品等。

（4）膳食中应包括含维生素丰富的食物，特别是维生素 C。富含维生素 C 丰富的食物来源：新鲜的水果和绿色蔬菜，如酸枣、杏、橘子、山楂、西红柿、苦瓜、青柿椒、生菜、青笋等。

（5）少食菠菜、茭白等含草酸多的蔬菜，如选用，烹饪时需先用沸水焯，然后捞出，再进一步烹制。

（八）糖尿病膳食

1. 饮食治疗目的：供给足够的营养素，要求定时定量，需控制碳水化合物，以减轻胰岛负担，消除症状，纠正血糖。维持理想体重，保证正常生长发育。减少各种急性、慢性并发症的发生。

2. 膳食原则

（1）饮食必须是一种合理的平衡膳食，所含营养素必须种类齐全，数量充足，比例适当，并能让患儿乐于接受。

（2）必须供给足够的营养素以满足生理活动和生长发育的需要。

（3）根据儿童各年龄段推荐摄入量合理控制热量，避免消瘦和肥胖，一般按照 1 000+年龄（岁）×（70～100）kcal[①] 给予，需要根据患儿体力活动水平、生长发育情况调整。

（4）保证碳水化合物摄入　碳水化合物产热应占全日总热量的 50%～55%。

（5）适量的蛋白质　蛋白质所供热量应占全日总量的15%～20%，保证生长发育所需。年龄越小，需要量越多，尽量选择优质蛋白质。根据肾功能酌情调整。

（6）限制脂肪和胆固醇　脂肪提供的热量应小于全日总热量的 25%～35%；胆固醇摄入量应少于 300 mg/d。

（7）供给充足的维生素和适量的矿物质。

（8）提供丰富的膳食纤维，选择低 GI 指数食物。

（9）遵循合理的餐次、定时定量的原则。

（九）低嘌呤饮食

1. 适用对象：有痛风、高尿酸血症等的患儿。

2. 膳食原则

（1）超重患儿需要控制全日总热量摄入。

（2）在满足生长发育的前提下，适当控制蛋白质摄入，选用优质蛋白质。

（3）限制嘌呤及脂肪摄入，禁用动物内脏、沙丁鱼、贝壳类、肉汤、鸡汤等。根据病情选用嘌呤含量中等的食物或低嘌呤的食物。不食用油煎、油炸的食物。

（4）增加饮水以促进尿酸排泄。

---

① 1 kcal≈4.18 kJ

三、诊断与代谢膳食

（一）纤维结肠镜检查用膳食

1. 适应证：不明原因的便血或疑有肠道性病变。

2. 试验要求

（1）3天准备：前2天进少渣低脂半流食，第3天进无渣半流食，当天禁食。

（2）禁食牛奶、蔬菜、水果、豆类、肉类。

（3）术后仍进食流食或少渣半流食1～2天。

（二）钙定量试验膳

1. 适应证：诊断甲状旁腺功能亢进、骨质疏松、代谢性骨病的患儿。

2. 试验要求：钙、磷定量：钙600～700 mg/d，磷800～1 200 mg/d，试验期5天，前3天为准备期，后2天为试验期，特殊情况可延长1～2天，如同时进行肾小管磷重吸收的测定，采用忌肉膳食（需测定患者内生肌酐清除率）。此外，由于诊断要在此试验膳食后完成，对某些患者继续采用低钙及高磷试验膳食各一期，试验期均为5天，低钙250～300 mg/d，高钙不低于1 300 mg/d（膳食中钙不够用钙片补充）。

附表 1　儿童医院膳食一览表

膳食种类	适应证	功用	饮食特征 全日营养成分	膳食安排	膳食内容
流质	1. 传染病高热患儿 2. 急性胃肠道疾病 3. 不能进食固定食物患儿	限制机械性刺激的食物，保护胃肠功能	热量：依据年龄给予蛋白质占全日总热量的10%～15% 低脂肪、低渣、营养不全面	每日进餐6次	采用鸡蛋汤、果汁、米粥、鸡汤、肉汤、蛋羹、藕粉等，将食物做成羹状，如患某些肠道疾病可将牛奶换成酸奶或特医食品
半流	1. 痢疾恢复期 2. 急性胃肠炎恢复期 3. 过敏性紫癜恢复期	限制机械性、化学性刺激的食物，保护胃肠功能	热量：依据年龄给予蛋白质占全日总热量的15%～20% 低饱和脂肪、低渣	每日进餐4～6次	采用具有收敛及易于消化的食物，制成半流质状或半流体状，忌用粗纤维
小儿全粥	1. 1～2岁幼儿 2. 消化功能弱	为1～2岁的幼儿提供充足的营养	热量：800～1 100 kcal 蛋白质：20～25 g 奶类：500～600 ml/d	每日进餐4～6次	采用易消化食物，如鱼片、猪肝、瘦肉制成泥状粥
幼儿软食	1. 各种疾病恢复期 2. 肺炎、气管炎恢复期 3. 2～4岁幼儿	为2～4岁的幼儿提供充足的营养	热量：1 000～1 300 kcal 蛋白质：25～30 g 奶类：400～500 ml/d	每日进餐4～5次 3次正餐	宜用柔软、易于消化及吸收的食物
普饭	1. 各种疾病恢复期 2. 4岁以上儿童青少年	供给充足而合理的营养，促进生长发育及疾病恢复	热量：1 300～2 500 kcal 蛋白质：全日总热量15%～20% 奶类：300～500 ml/d	每日进餐4～5次 3次正餐	采用易于消化的食物烹调制成各种形状，颜色促进食欲

（续表）

膳食种类	适应证	饮食特征		膳食安排	膳食内容
		功用	全日营养成分		
高营养饮食	1. 肝胆疾病 2. 贫血 3. 营养不良	供给充足蛋白质、维生素及无机盐，保护肝脏和胃肠功能	热量：高于同龄儿。蛋白质：高于同龄儿。全日能量 15%～20%，热氮比 100:1～200:1。低胆固醇，低精致糖，高维生素	每日进餐5～6次 3次正餐 2～3次加餐	采用优质蛋白质较高，含维生素丰富的食物，消化易的饮食，忌用油煎、炸的烹调方法，必要时加用特殊医食品
肾脏病饮食Ⅰ	1. 急性肾炎 2. 其他需要消炎及减轻代谢的疾病	严格限制蛋白质及食盐和液体，保护肾脏	热量：根据年龄及营养状况给予 蛋白质：氮质血症者蛋白质 0.5 g/（kg·d）开始，优质动物蛋白质为主。低钾 低盐：无盐及酱油 限制水：根据尿量调整	每日进餐5次 3次正餐 2次加餐	采用各种蔬菜和水果，控制全日蛋白质摄入量，限制植物性蛋白，适量选用动物蛋白。控制液体量，一般全日液体量为前日尿量+500 ml
肾脏病饮食Ⅱ	1. 肾病综合征 2. 泌尿系统疾病 3. 其他适合于本饮食功能的疾病	供给适量蛋白质，限制食钠盐，提高利尿，保护肾脏	热量：根据年龄及营养状况/kg 蛋白质：0.8～1.0 g/kg 食盐量：根据水肿情况及肾脏功能给予，一般全日不超3 g 脂肪：低饱和脂肪	每日进餐5次 3次正餐 2次加餐	采用牛奶、鱼、瘦肉及新鲜蔬菜和水果，采用植物油，并限制高钠食物，如海产品、椰菜、小胡萝卜等

（续表）

膳食种类	适应证	饮食特征		膳食安排	膳食内容
		功用	全日营养成分		
糖尿病饮食	1. 糖尿病 2. 空腹糖耐量受损患儿	供给充足营养，促进稳定血糖，保证正常生长发育	热量：1 000+年龄×（70~100）（kcal），根据运动活动水平、应激因素等调整 碳水化合物：50%~55% 脂肪：25%~35% 蛋白质：15%~25%	每日进餐3次 视血糖情况决定是否加餐	采用低GI指数食物，保证合理的混合食物的GL指数。采用高优质蛋白质，含维生素丰富的食物制成，控制油脂。忌用油煎、油炸的烹调方法
低嘌呤饮食	1. 痛风 2. 高尿酸血症患儿	减少外源性生成尿酸的物质，促进尿酸代谢，减低血尿酸水平	热量：肥胖者需控制总量 蛋白质：1 g/（kg·d），根据情况酌情调整 限制嘌呤：每日嘌呤控制在150 mg以下 水：保持尿量达到2 000 mL/d左右	每日进餐5次 3次正餐 2次加餐	采用各种蔬菜和水果，适当限制动物性及植物性蛋白质，采用植物油，禁煎炸，增加饮水量，禁喝饮料

注：1. 遗传代谢疾病（苯丙酮尿症、甲基丙二酸血症等）以及某些合并多种并发症的复杂病例均未列入。具体操作中，饮食安排需根据不同年龄患儿营养素需量进行适当调整。

2. 1 kcal≈4.18 kJ

附表2 常见食物中的主要营养素

食物分类	代表食物		主要营养素
谷类、薯类及杂豆类	谷类：大米、米粉、小麦、面粉、燕麦、玉米、荞麦等		碳水化合物、维生素等
	薯类：土豆、红薯、芋头、紫薯等		
	杂豆：红豆、绿豆、芸豆、蚕豆等		
蔬菜类	白菜、油菜、青笋、西蓝花、海带、萝卜、茄子、番茄、豆芽、豆角等		膳食纤维、维生素、矿物质等
水果类	苹果、葡萄、柚子、草莓、李子、梨、香蕉、蓝莓、石榴、榴梿、橙子等		碳水化合物、维生素、矿物质等
畜禽类、鱼虾类、蛋类	畜禽类：猪肉、牛肉、鸡肉、鸭肉		蛋白质、脂肪
	鱼虾类：鲈鱼、大虾、带鱼、青鱼		
	蛋类：鸡蛋、鸭蛋、鹌鹑蛋、鹅蛋		
奶类	牛奶、羊奶、奶粉、酸奶、奶酪		蛋白质、脂肪
大豆及坚果类	黄豆、杏仁、松子、腰果、开心果		脂肪、蛋白质
油	花生油、菜籽油、橄榄油、猪油		脂肪

附表3 常见食物营养成分表（100 g）

种类	食物名称	食部（%）	热量（kcal）	蛋白质（g）	脂肪（g）	碳水化合物（g）
谷薯类及其制品	稻米	100	346	7.9	0.9	77.2
	米饭（蒸）	100	118	2.6	0.3	26.2
	小麦粉（标准）	100	362	15.7	2.5	70.9
	挂面（干）	100	348	10.1	0.7	76
	馒头	100	223	7	1.1	47
	米粉	100	349	0.4	0.8	85.8
	玉米（鲜）	46	112	4	1.2	22.8
	小米	100	361	9	3.1	75.1

（续表）

种 类	食物名称	食部（%）	热量（kcal）	蛋白质（g）	脂肪（g）	碳水化合物（g）
谷薯类及其制品	黑米	100	341	9.4	2.5	72.2
	马铃薯	94	81	2.6	0.2	17.8
	红薯	86	106	1.4	0.2	25.2
豆类及其制品	黄豆（干）	100	390	35	16	34.2
	豆腐	100	84	6.6	5.3	3.4
	豆腐皮	100	447	51.6	23	12.5
	红豆（干）	100	324	20.2	0.6	63.4
	绿豆（干）	100	329	21.6	0.8	62
	粉丝	100	338	0.8	0.2	83.7
蔬菜类	白萝卜	95	16	0.7	0.1	4
	胡萝卜（黄）	97	46	1.4	0.2	10.2
	四季豆	96	31	2.0	0.4	5.7
	黄豆芽	100	47	4.5	1.6	4.5
	茄子	93	23	1.1	0.2	4.9
	番茄	97	15	0.9	0.2	3.3
	辣椒	91	22	0.8	0.3	5.2
	黄瓜	92	16	0.8	0.2	2.9
	南瓜	85	23	0.7	0.1	5.3
	冬瓜	80	10	0.3	0.2	2.4
	大白菜	89	20	1.6	0.2	3.4
	油菜	96	14	1.3	0.5	2.0
	西蓝花	83	27	3.5	0.6	3.7
	莴笋	62	15	1.0	0.1	2.8
	生菜	94	12	1.6	0.4	1.1

（续表）

种 类	食物名称	食部 （%）	热量 （kcal）	蛋白质 （g）	脂肪 （g）	碳水化合物 （g）
蔬菜类	山药	83	57	1.9	0.2	12.4
	洋葱（鲜）	90	40	1.1	0.2	9
	金针菇	100	32	2.4	0.4	6
	平菇	93	24	1.9	0.3	4.6
	木耳（水发）	100	27	1.5	0.2	6
	海带（水发）	100	13	1.2	0.1	2.1
	紫菜（干）	100	250	26.7	1.1	44.1
水果	苹果	85	53	0.4	0.2	13.7
	梨	82	51	0.3	0.1	13.1
	桃	89	42	0.6	0.1	10.1
	枣（鲜）	87	125	1.1	0.3	30.5
	葡萄	86	45	0.4	0.3	10.3
	樱桃	80	46	1.1	0.2	10.2
	草莓	97	32	1.0	0.2	7.1
	橙子	74	48	0.8	0.2	11.1
	香蕉	70	86	1.1	0.2	20.8
	西瓜	59	31	0.5	0.3	6.8
坚果、 种子类	核桃	43	646	14.9	58.8	19.1
	杏仁	100	578	22.5	45.4	23.9
	花生（生）	100	574	24.8	44.3	21.7
	葵花子（生）	50	609	23.9	49.9	19.1
油脂类	菜籽油	100	899	—	99.9	0
	猪油	100	897	—	99.6	0.2
	橄榄油	100	899	—	99.9	0

（续表）

种　类	食物名称	食部(%)	热量(kcal)	蛋白质(g)	脂肪(g)	碳水化合物(g)
动物性产品（奶类、蛋类、禽肉及水产品）	鸡蛋	88	144	13.3	8.8	2.8
	牛奶(鲜)	100	54	3	3.2	3.4
	酸奶	100	72	2.5	2.7	9.3
	鸡胸肉	100	133	19.5	5.0	2.5
	鸡肉(均值)	167	19.3	9.4	1.3	—
	鸭肉(均值)	68	240	15.5	19.7	0.2
	猪肉(均值)	100	395	13.2	37	2.4
	牛肉(均值)	99	125	19.9	4.2	2
	羊肉(均值)	90	203	19	14.1	—
	草鱼	58	113	16.6	5.2	—
	基围虾	60	101	18.2	1.4	3.9
	海蟹	55	95	13.8	2.3	4.7
	扇贝	35	60	11.1	0.6	2.6

附表4　常见含钙、铁、蛋白、嘌呤较高的食物

高钙食物	虾皮(干)、奶酪、虾、豆腐干、奶片、炼乳、豆腐、扇贝、酸奶、牛奶、蛋黄、螺等
高铁食物	羊肚菌、鸡血、鸭肝、猪肝、鲍鱼、羊血、海参、鸡肝、猪血等
高蛋白质食物	豆腐皮、腐竹、黄豆、蹄筋、牛肉、猪肉、虾、鱼、鸡蛋、牛奶、奶酪等
高嘌呤食物	肝脏、鸡胸肉、扇贝、基围虾、蛤蜊、豆芽、乌鱼、河蟹、草鱼、黄瓜鱼、驴肉、马肉、肉汤、紫菜、黄豆、腐竹、红豆、芸豆、腰果、豆腐、豆浆、秋刀鱼等

附表5　减肥食谱（1 500～1 600 kcal）

餐　次	食　物	食物的量（食部）
早餐	煮玉米 鲜牛奶 煮鸡蛋	鲜玉米（带棒）320 g 纯牛奶250 mL 煮鸡蛋1个（大）
加餐	苹果	苹果1个（200 g）
午餐 （油10 g）	米饭 凉拌黄瓜鸡丝 素炒青笋 白菜豆腐汤	熟米饭180 g 去皮黄瓜丝100 g，鸡胸肉（生）80 g 青笋（去皮）100 g 大白菜50 g，白豆腐50 g
加餐	低糖酸奶	低糖酸奶150 g
晚餐 （油8 g）	米饭 清蒸鱼 凉拌海带丝 素炒西蓝花 小苦菜汤	熟米饭180 g 鲈鱼150 g 水发海带丝100 g 西蓝花100 g 小苦菜50 g
热量：1 500～1 600 kcal，蛋白质20%，脂肪30%，碳水化合物50%		

附表6　减肥食谱（1 300～1 400 kcal）

餐　次	食　物	食物的量（食部）
早餐	全麦面包 纯牛奶 卤鸡蛋	全麦面包60 g 纯牛奶150 mL 卤鸡蛋1个
加餐	小香梨	小香梨150 g
午餐 （油8 g）	米饭 卤牛肉 凉拌茄子 手撕包菜	熟米饭150 g 卤牛肉（熟）60 g 茄子100 g 包菜100 g
加餐	纯牛奶	纯牛奶150 mL
晚餐 （油8 g）	米饭 西蓝花炒虾仁 番茄炖豆腐	熟米饭150 g 西蓝花100 g，大虾仁50 g 番茄100 g，豆腐50 g
热量1 300～1 400 kcal，蛋白质20%，脂肪30%，碳水化合物50%		

附表7 糖尿病膳食（1 300～1 400 kcal）

餐　时	食　物	食物的量（食部）
7：00—8：00	牛奶燕麦片 蒸鸡蛋	纯牛奶150 mL，纯燕麦片50 g 鸡蛋1个
10：00	柚子	柚子150 g
12：00（油8 g）	红豆杂粮饭 卤鸡腿 凉拌黄瓜 素炒花菜	红豆杂粮米饭150 g（熟米饭100 g，熟红豆50 g） 去皮卤鸡腿（熟）60 g 黄瓜100 g 花菜100 g
15：00	纯牛奶	纯牛奶150 mL
18：00—19：00（油8 g）	红豆杂粮饭 萝卜炖肉 凉拌青笋丝	红豆杂粮米饭150 g（熟米饭100 g，熟红豆50 g） 白萝卜100 g，猪瘦肉70 g 青笋（去皮）100 g
热量1 300～1 400 kcal，蛋白质20%，脂肪29%，碳水化合物51%		

附表8 糖尿病膳食（1 500～1 600 kcal）

餐　时	食　物	食物的量（食部）
7：00—8：00（油5 g）	鲜肉苦荞面	苦荞面（干）110 g，猪里脊30 g，白菜50 g
10：00	圣女果 纯牛奶	小番茄100 g 纯牛奶125 mL
12：00（油8 g）	玉米杂粮饭 花菜炒肉 凉拌木耳 素炒油菜	玉米杂粮米饭180 g（熟米饭100 g，熟玉米80 g） 花菜100 g，猪瘦肉80 g 水发木耳50 g 油菜100 g
15：00	草莓 纯牛奶	草莓100 g 纯牛奶125 mL

（续表）

餐　时	食　物	食物的量（食部）
18：00— 19：00 （油8 g）	玉米杂粮米饭 香菇炖鸡胸肉 素炒空心菜 凉拌三丝	玉米杂粮米饭150 g（熟米饭100 g，熟玉米50 g） 干香菇5个，鸡胸肉80 g 空心菜100 g 黄瓜丝60 g，胡萝卜丝20 g，豆腐丝20 g
热量：1 500～1 600 kcal，蛋白质21%，脂肪29%，碳水化合物50%		

附表9　肾脏疾病食谱

	食谱1 （肾病主食+瘦肉）	食谱2 （肾病主食+鸡蛋牛奶）
早餐	水晶饺（肾病用无蛋白面粉100 g，猪瘦肉35 g，鲜藕50 g，白菜100 g）	鸡蛋饼（鸡蛋1个，肾病用无蛋白面粉100 g，蔬菜适量）
加餐	桃子1小个（100 g）	纯牛奶200 mL
午餐	肾病专用大米熟米饭（生大米100 g） 包菜炒肉（猪瘦肉35 g，包菜100 g） 凉拌黄瓜（黄瓜100 g）	肾病专用大米熟米饭（生大米100 g） 焖茄子（茄子100 g） 素炒小瓜（小瓜100 g） 凉拌萝卜丝适量
加餐	西瓜1块（150 g）	桃子1个
晚餐	肾病专用大米熟米饭（生大米100 g） 炒丝瓜（丝瓜150 g） 焖茄子（茄子100 g）	肾病专用大米熟米饭（生大米100 g） 素炒洋芋丝（洋芋150 g） 素炒空心菜（空心菜100 g）
加餐	黄瓜1小截	西瓜1块
能量：1 400～1 600 kcal，蛋白质19～23 g（0.95～1.15 g/kg）		

住院患儿营养风险筛查和评估

一、概述

营养不良是指营养需要与实际摄入失衡，导致热量、蛋白质或微量营养素等累积性缺乏，从而影响生长发育及造成其他不良结局，是用来描述现存的营养受损状态。营养风险只是指发生营养不良的风险，不涉及临床结局。营养风险特指现存的或潜在的营养和代谢状况所导致的疾病或手术后出现相关不利于临床结局的风险，其重要特征与患者的临床结果相关，即高营养风险患者的并发症发生率更高、病死率更高及住院时间更长。营养风险筛查是营养支持的第一步。研究提示，住院患儿具有较高的营养不良及营养风险发生率，有必要对儿科住院患儿进行营养状况筛查。早期识别高营养风险患儿并给予合理的营养支持治疗，可以避免发生营养不良或营养状态进一步恶化，改善患儿的疾病预后。

二、营养风险筛查工具

欧洲肠外与肠内营养学会（European Society for Parenteral and Enteral Nutrition，ESPEN）在2002开始建议对所有住院患者进行营养风险筛查。目前，国内儿科营养风险评价和筛查的工具尚不统一，没有确切的儿科患儿营养风险评估诊疗指南细则、评估及干预的临床路径。临床上常用的几种筛查工具各有利弊，故寻找并统一适用于国内儿科患儿的营养风险筛查工具尤为重要。目前国际上常见的儿科营养风险筛查工具介绍如下。

1. 简易儿科营养风险评分（simple pediatric nutritional risk score, SPNRS, 2000）：是一个简单的营养风险评估工具，可筛查大于1月龄患儿的营养风险。主要内容包括体格测量（身高、体质量及其与标准体质量的百分位数关系）、饮食摄入、食物存留障碍（腹泻或呕吐）、疼痛、进食能力（如吞咽困难、辅助喂养等）与疾病严重程度。该工具要求入院48 h内测评。因这个工具具有烦琐、耗时多等缺点，且相关研究较少，从而导致了实际工作中难以执行，临床应用少，无法推广。

2. 主观全面营养评分（subjective global nutritional assessment, SGNA, 2007）：是由西柯尔（Seeker）等人于2007年对成人风险筛查工具进行改编而制成的，主要通过问卷的形式收集信息。主要内容包括体格测量、父母身高、饮食摄入情况（摄入食物的类、量、固液比例、频次等）、消化道症状（恶心、呕吐、腹泻、纳差等）出现的频率及持续时间、生理功能状况以及皮脂肌肉消耗程度（主要根据体检和体格测量结果判断）。SGNA是临床上一个有效的营养风险评估方法，可广泛用于患儿慢性或者系统性疾病，但它对工作人员要求高，且为主观评估，并具有耗时多、复杂等局限性，不能快速进行营养风险筛查。虽特异性高，但敏感度较低。

3. 儿科营养不良评估筛查工具（screening tool for the assessment of malnutrition in pediatrics, STAMP, 2008）：由麦卡锡（McCarthy）等于2008年提出，并于2012年修正。STAMP主要针对2～17岁患儿的营养风险的评估，该调查

主要内容为：是否存在可能导致营养不良的疾病，近期营养摄入情况，生长发育情况。这项筛查工作由护理人员进行实际评估，优势在于护理人员在患儿入院时即可获得相关信息并进行最初的筛查，并且操作简单。该工具具有较高的特异性及灵敏性，是目前国内学者使用较多的筛查工具之一。2010年欧洲儿科胃肠肝病与营养学会推荐使用STAMP方法对住院儿童进行营养风险筛查。但STAMP工具中并不包含对临床结局的评估，且因诊断标准、诊断分界点的不同及不同工作人员评估结果不同。对于2岁以下的患儿及危重患儿，STAMP方法的临床应用还需要进一步研究。

4. 营养风险及发育不良筛查工具（screening tool for risk of nutritional status and growth，STRONGkids，2010）：2010年由赫尔斯特（Hulst）等人提出，主要内容包括主观临床评价、高风险疾病、营养摄入、体重减轻或不增4个部分，其中前2项由儿科医生进行评估，后2项与父母或其他监护人进行讨论完成。该评分方法不需要测量身高、体质量，因而使用起来更加快速、方便，同时，它考虑潜在的疾病对营养状况的影响，并由医师来完成，符合目前临床工作的需要。近3年来，有学者发现STRONGkids敏感度及特异性均高于STAMP评分，更适用于儿科，可较好地预测住院患儿的临床结局。

5. 儿科Yorkhill营养不良评分（paediatric Yorkhill malnutrition score，PYMS，2010）：PYMS筛查工具是格拉西米（Gerasimidis）等于2010年提出，主要内容包括近期（1周）体重变化、近期膳食情况、预期疾病对营养状况的影响及BMI 4个部分。研究显示，护士用此工具评估所得结果与专职营养师进行的全面营养评估比较，一致性仅为50%，护士评估有近40%的营养风险漏诊率，随后的研究显示,经过专业培训的护士应用 PYMS 进行营养风险筛查可提高准确性。因此,需要专职营养师或经专业培训的人员进行临床营养风险筛查才能得出可靠评估结果。该工具主要适用于1～16岁儿童的营养筛查,不适用于体质量变化较快的1岁以下的新生儿和婴儿。

6. 住院儿童营养筛查评分(pediatric nutritional screening score for hospitalized children, PNSS): PNSS 是中国首个针对住院儿童的营养风险筛查工具,由上海新华医院蔡威教授等人于2013年提出,于2015年进行了临床实验,该筛查工具的对象是1月龄～17岁的住院患儿。该工具包含高风险疾病、膳食摄入和人体测量学指标3个部分,每部分评分均为0～2分,总得分为0～6分。敏感性与 STRONGkids 相仿并高于 STAMP 和 PYMS,特异性高于 STRONGkids,但是,PNSS 也有一些弊端,比如未计算护士间评分者信度、未把营养过剩的儿童纳入风险筛查当中,同时它仅是一个单中心研究,所以未来需要多中心的队列研究来交叉验证它的有效性。

7. 儿科营养风险筛查工具(pediatric nutrition screening tool, PNST): PNST 是由澳大利亚研究者怀特(White)等人提出的针对出生至16岁住院患儿的新型简单、快速有效的一种筛查工具。它的评估内容包含4个简单问题: ① 最近是否出现无征兆体重减轻; ② 近几个月是否有体重增加不良; ③ 最近几周饮食摄入是否减少; ④ 是否有明显的低体重或超重。PNST 操作简单,不需要专业培训,而且避免了体格检查和评分系统,不需要将身高、体质量或BMI与正常标准比较,跟成人营养筛查工具一样简单。更重要的是,它能有效确认住院患儿是否存在营养不良或营养风险。目前关于 PNST 的研究极少,还需要更多研究验证其效果。

8. 数字测量营养不良风险筛查工具(pediatric digital

scaled malnutrition risk screening tool, PeDiSMART):PeDiSMART是希腊研究者提出的一种新的基于电脑信息系统操作的营养风险筛查工具,该工具适用于1月龄～17岁的住院患儿。它包含4部分内容:① 营养状况评价:体重别年龄Z评分;② 营养摄入水平的变化;③ 疾病对营养状态的整体影响;④ 影响膳食摄入的症状。PeDiSMART有更高的敏感性和特异性。同时,由于PeDiSMART均是在计算机中完成评分,所以更省时高效、再现性极高。但因为该工具目前尚未在临床中广泛使用,所以未来需要更多研究证实其有效性。

9. 儿童肿瘤营养筛查工具(screening tool for childhood cancer, SCAN):营养不良在患有肿瘤的儿童中是非常严重的健康问题,这部分儿童的营养状况引起了广泛关注。SCAN 是由澳大利亚的墨菲(Murphy)等提出的,该工具适用于任何肿瘤阶段的肿瘤儿童营养风险筛查。该工具使用简单、快速,表现在100%的敏感性、39%的特异性、56%的阳性预测值。但是该工具建立和验证阶段样本量均少,未来需要更多的大型研究来评估其有效性和实用性。

10. NRS2002是国际上第一个有循证医学基础的营养风险筛查工具,是ESPEN推荐使用的住院患儿营养风险筛查方法。主要内容包括4个方面:① 原发疾病对营养状态影响的严重程度;② 近3个月内体重的变化;③ 近1周饮食摄入量的变化;④ 体质量指数(身高、体重)。此工具着重于疾病的并发症与预后,有很好的适用性,但因危重症儿童入院时膳食调查及体重变化干扰因素较多,住院期间多需卧床,难以准确计算BMI,故该评分系统在危重症儿童中的适用性有待进一步探讨。

表2-1提供了儿科营养风险筛查工具的应用比较。

表2-1　儿科营养风险筛查工具的应用比较

工　具	适应对象	评估内容	优　点	缺　点
NRS	0～17岁	着重于疾病的并发症与预后	ESPEN推荐	在危重症患儿中的适用性有待进一步探讨
SPNRS	1月龄～18岁	饮食情况、疼痛、消化系统症状、疾病严重程度	很好预测营养不良风险	需详细记录48 h饮食，烦琐、费时
STAMP	2～17岁	临床诊断、营养摄入、人体测量	护理人员在患儿入院时即可进行最初的筛查，操作简单，无须进行专业、深入的培训	无终点结果参数
SGNA	1月龄～18岁	食物摄入、疼痛、特定病导致体重丢失>2%	有效，可广泛用于患儿慢性或各系统性疾病	需回顾既往史，费时费力
PYMS	1～16岁	BMI、近期体重丢失情况、上一周减少的摄入量、预计最近的药物对营养状况的影响	相对可靠	不同评估者筛查结果相差大，重复性差
STRONGkids	1月龄～18岁	主观临床评估、高风险疾病、营养摄入、体重丢失	快速、方便、灵敏度、特异性高	由不同观察者操作，缺乏测量的统一性

（续表）

工具	适应对象	评估内容	优点	缺点
PNSS	1月龄~17岁	高风险疾病、膳食摄入和人体测量学指标	敏感性、特异性高	未计算护士间评分者信度、未把营养过剩的儿童纳入风险筛查、单中心研究
PNST	0~16岁	无征兆体重减轻、体重增加不良、饮食摄入、低体重或超重	简单、快速有效	研究极少
PeDiSMART	1月龄~17岁	营养状况评价、营养摄入水平的变化、疾病对营养状态的整体影响、影响膳食摄入的症状	省时高效、再现性极高	未在临床中广泛使用
SCAN	≤18岁肿瘤患儿	高风险肿瘤；强化治疗；胃肠道症状；最近一周经口饮食摄入减少；最近一个月体重减轻；营养不良体格表现	简单快速、灵敏度高	样本量少

三、营养评估

目前国内外营养评估主要是从膳食调查、体格测量、实验室检查及机体组成测定等几个方面进行。住院患儿营养状况评价一般包括2个步骤：① 初步营养筛查（nutrition screen）：通过营养筛查发现那些处于营养不良危险状态的患儿，并确定其危险程度，从而判断需要进一步做营养评价的患儿。② 营养评价（nutrition assessment）：对患儿的营养状况进行鉴定，确定营养不良的危险程度，为医师和营养师确定疾病的程度和制定治疗方案提供重要依据。因危重症儿童的体重常受疾病状态的治疗措施影响，故更应该进行综合评估。国内外营养支持指南推荐住院患儿定期评定营养状况，危重症患儿营养评定周期尚无明确界定，有关住院患儿营养治疗的研究多按周进行营养评定。

1. 膳食调查和疾病询问

（1）膳食调查是营养调查的基本组成部分，通过对膳食摄入量和种类的调查分析，与推荐每日膳食中营养素的参考摄入量进行比对，以评定被调查患儿的营养需求是否得到满足。调查方法包括称重法、查账法、回顾法或饮食记录法、化学分析法。其中回顾法和饮食记录法简单、使用方便、可操作性强，但不够准确。此法通常对24 h、3 d或1周的膳食摄入量的回顾性询问或饮食记录法进行摄入营养素的计算。

（2）疾病询问可了解是否存在引起热量消耗、丢失过多或摄入不足的疾病。危重症患儿中多存在呼吸急促、呼吸窘迫、创伤、各种引流管、禁食或饮食不足等情况。

2. 体格测量指标

（1）体格测量指标是评价营养状况的重要参数，包括身高(长)、体重、头围、上臂中围(middle arm circumference, MAC)、三头肌皮褶厚度(triceps skin fold thickness, TSF)和BMI,上述指标可反映当前的营养状况,种族、家庭、出生体重和环境因素可影响生长,故在进行人体测量时需考虑这些情况。体格测量的方法因其简单、有效、直接、无创等特点,在营养评估中应用最广泛,但缺乏灵敏性。体重是指人体的总质量,包括人体骨骼、肌肉、皮下脂肪、内脏和体液的综合质量,是衡量营养状况最重要的指标。身高(长)指头顶到足底的垂直距离,是人体线性生长的重要指标,与长期营养状况或遗传有关。头围表示头颅大小和脑发育程度,作为筛查婴幼儿潜在脑发育或神经功能异常的常用指标。上臂围是在身高、体重获取困难的情况下的替代指标,用以评价营养状况。皮褶厚度是测定身体皮下脂肪的指标,用于衡量儿童营养状况和肥胖程度。体质指数(body mass index, BMI)=体重(kg)/身高(m)^2,被认为是反映蛋白质—热量营养不良及肥胖症的可靠指标,对儿童期、青春期及成年期均可使用的营养监测指标。由于儿童的BMI随年龄而变化,因此判定儿童超重、肥胖其BMI应分别大于相应年龄标准值的P_{85}和P_{95}。

(2)评价标准和方法选择:临床上对个体儿童生长与营养评价,建议选择我国根据2005年九省、市儿童体格发育调查数据制定的"中国0~18岁儿童生长参照标准"。5岁以下儿童进行比较时,也可以采用2006年制定的"WHO儿童生长标准"。通常使用百分位法、标准差单位法和标准差记分法(Z-score)。百分位数法常用于对个体的评价,将P_3~P_{97}视为正常范围。对群体营养评价选用标准差单位法,以中位数±2个标准差(SD)视为正常范围。Z-score适用于任何年龄患儿,Z值有3种结果,O、正数、负数，$-2 \leqslant Z < -1$ 为营养风险，$-3 \leqslant Z < -2$ 为中度营养不良，$Z < -3$ 为重度营养不良。

中国儿科肠内、肠外营养支持临床应用指南推荐，住院患儿营养风险筛查指标以体格测量指标为基本内容，年龄别体重（反映急性/近期营养状态，或慢性/远期营养情况的敏感指标，$< -2SD$ 或 P_3 提示热量和营养素供给不足）、年龄别身高（反映过去/远期营养变化的敏感指标较长时间存在营养亏空，$< -2SD$ 或 P_3 提示生长迟缓、落后或身材矮小）、身高别体重（反映急性/近期营养情况的敏感指标，或反映长期摄入不足，$< -2SD$ 或 P_3 提示营养低下即"消瘦"）。在评价儿童营养状况时，临床也常用中位数百分比进行分类，中位数百分比是指通过计算各体格指数的实测值与标准值（同性别、同年龄第 50 百分位数值）的百分数来表示人群中的位置，BMI标准值，计算公式为（实测BMI－标准BMI均值）/标准差，若 $> 120\%$ 标准值可能存在营养过剩，$< 90\%$ 为营养缺乏。以中位数百分比表示的营养不良分级见表2-2，但其评估只能反映入院时是否存在营养不良，不能预测疾病和住院期间营养不良发生的风险。

表2-2　3种评价指标的营养不良分级标准（中位数百分比）*

营养状态分级	年龄别体重	年龄别身高	身高别体重
正常	90～110	>95	>90
轻度营养不良	75～89	90～94	80～90
中度营养不良	60～74	85～89	70～79
重度营养不良	<60	<85	<70

* Nutritional evaluation and treatment. Pediatric nutrition handbook. 6th edition. American Academy of Pediatrics, USA. 2009, P615-622.

3. 实验室检查

实验室检查进行营养评价的内容包括血浆白蛋白以及转铁蛋白、血红蛋白浓度，免疫功能测定和其他营养素等。实验室检查灵敏度较高，但属于有创检查，且缺乏特异性。实验室检查对及早发现营养素缺乏的类型和程度有重要意义，它可提供客观的营养评价结果，不受主观因素的影响；并且可确定存在哪一种营养素缺乏，这两点是人体测量及膳食调查等方法所不具备的优势，为营养干预的监测提供基线值，尤其是在预防再喂养综合征时非常重要。

（1）能量消耗的评价：国外指南推荐应用代谢车（间接测热仪）测定患儿REE，以指导营养方案的制定。无法实施间接热测量法时，可根据标准预测公式（临床常用 Harris-Benedict、WHO以及Schofield公式计算，见表2-3），由于危

表2-3　REE计算公式

来　源	公　式
Harris-Benedict	男性：$66.5 + (13.8 \times W) + (5 \times H) - (6.8 \times A)$ 女性：$665.1 + (9.6 \times W) + (1.8 \times H) - (4.6 \times A)$ 婴儿：$22.1 + (31.05 \times W) + (1.16 \times H)$
WHO	男性：0～3岁：$(60.9 \times W) - 54$ 　　　3～10岁：$(60.9 \times W) + 495$ 　　　10～18岁：$(17.5 \times W) + 651$ 女性：0～3岁：$(61 \times W) - 51$ 　　　3～10岁：$(22.5 \times W) + 499$ 　　　10～18岁：$(12.2 \times W) + 746$
Schofield	男性：0～3岁：$(0.167 \times W) + (15.174 \times H) - 617.6$ 　　　3～10岁：$(19.59 \times W) + (1.303 \times H) + 414.9$ 　　　10～18岁：$(16.25 \times W) + (1.372 \times H) + 515.5$ 女性：0～3岁：$(16.252 \times W) + (10.232 \times H) - 413.5$ 　　　3～10岁：$(16.969 \times W) + (1.618 \times H) + 371.2$ 　　　10～18岁：$(8.365 \times W) + (4.65 \times H) + 200.0$

注：A=年龄；H=身高（cm）；W=体重（kg）。

重症患儿病情波动大、体格测量指标不精确,故预测公式不能准确估计危重症患儿热量消耗,可能会低估或高估实际测得的REE,两者对疾病均有不利影响。

全日热量消耗:全日热量消耗(kcal)=REE×活动系数×应激系数。活动系数:卧床1.2;轻度活动1.3;中度活动1.5;恢复期或激烈活动1.75以上。应激系数:外科手术:小型1.0~1.1,大型1.1~1.2;感染或应激:轻度1.0~1.2,中度1.2~1.4,重度1.4~1.8;骨折1.2~1.35。癌症1.10~1.45;多发性创伤1.6;颅脑损伤(用激素治疗)1.6;挤压伤、钝器伤1.15~1.35;烧伤达体表面积:20%为1.0~1.5,20%~40%为1.85~2.00。根据营养治疗方式计算患儿全日热量需要量:肠外营养(严重烧伤)=2.5×BEE;肠外营养(增加体重)=1.75×BEE;经口营养(增加体重)=1.5×BEE;经口营养(维持体重)=1.2×BEE。

(2)蛋白质营养状况测定:① 氮平衡:氮平衡是评价机体蛋白质营养状况的最可靠与最常用的指标。它反映所摄入蛋白质能否满足机体需要,以及体内蛋白质的合成与分解代谢情况。临床上通过测定每日食物中的含氮量(摄入氮),以及尿和粪便中的含氮量(排出氮)计算氮平衡,公式:氮平衡=氮摄入−氮排出=[24 h蛋白摄入量(g)/6.25]−24 h尿肌酐氮(g)−10 mg/(kg・d)。正氮平衡≥2 g/d提示能量及蛋白质摄入充足,负氮平衡≤−2 g/d,可能是由于热量摄入不足,蛋白质摄入不足或瘦体质量分解所致,但在临床实践中可操作性不强。② 血清(浆)白蛋白是评价蛋白质营养状况的常用生化指标,其灵敏度受半衰期、代谢库的大小影响。临床常用指标有白蛋白、前白蛋白、视黄醇结合蛋白等。白蛋白正常参考值为35~50 g/L,其半衰期为18~20 d。持续低清蛋白血症是判断营养不良最可靠的指标之一。③ 转铁蛋白作为营养不良指标比清蛋白敏感，正常参考值为 2～4 g/L，半衰期为 8～9 d，但缺铁性贫血时，转铁蛋白会增高，故不宜在不同铁营养状况的人群中进行比较。④ 前清蛋白作为营养不良参考值比转铁蛋白更为敏感，但易受到创伤、感染等影响，正常参考值为 200～500 mg/L，半衰期为 2～3 d，在疾病稳定期或长期营养支持时，是较理想的动态观察指标。⑤ 视黄醇结合蛋白对蛋白质的营养评价敏感性更高，正常参考值为 40～70 μg/L，半衰期短至 12 h，因受到机体维生素 A 营养状况影响，故在临床应用时应做考虑。

（3）免疫功能测定：营养与免疫之间的关系已得到证实，当长期蛋白质—热量营养不良时，可表现为血清免疫球蛋白（如 IgA、IgG、IgM）和外周血总淋巴细胞计数（total lymphocyte count, TLC; TLC = 淋巴细胞 % × 白细胞计数 /L）在（1.2～1.5）× 10^9/L 时为轻度营养不良，TLC 在（0.8～1.2）× 10^9/L 时为中度营养不良，TLC 在 < 0.8 × 10^9/L 时考虑重度营养不良。迟发性皮肤过敏试验反应低下亦提示至少存在中度营养不良。

（4）其他营养素指标：对于存在营养风险的儿童，诊断原发病的同时还应对相关的维生素和矿物质的营养状态进行评价。临床上常规开展的其他营养素指标，包括：① 血浆脂肪酸测定：血清总胆固醇、血清总三酰甘油（甘油三酯）、游离脂肪酸和磷脂；② 微量元素和维生素：锌、铜、铁、硒等常用原子吸收法，维生素 B_{12}、叶酸、维生素 D、维生素 A、维生素 E 和 β 胡萝卜素等的测定，测定值与相应性别、年龄组的每日营养素参考摄入量（dietary reference intakes, DRI$_S$）进行比较以了解是否存在营养素缺乏。

4. 机体组成测定：危重病常导致机体处于高代谢状

态、高热量需求,并且底物利用率减低,因此人体组成成分的详细测量也很重要。上臂周长、腹围、臀围和皮褶厚度的测量可反映机体脂肪储备及其分布情况。WHO推荐用上臂围评估总骨骼肌蛋白。目前用于人体成分测定的技术有MRI、CT、人体体积描记和双能X线吸收测量法,最准确的测定方法是双能X线吸收测量法。另外,生物电阻抗分析是一项简便易行、无创、价廉的人体成分检测方法,可重复性高,但在患有抗利尿激素分泌异常综合征、液体复苏的危重症患儿,机体水分分布发生变化可能影响该检查结果。虽然目前已广泛认可生物电阻抗分析用营养支持是危重症患儿治疗的重要内容,也是治疗成功的重要保障。

------······ 参·考·文·献 ······------

[1] 谢琪,汤庆娅,冯一.儿童患者营养风险筛查方法研究现状与进展[J].中华儿科杂志,2013,51(9),707-710.

[2] 陶晔璇,徐远飞,汤庆娅,等.儿科患者入院时营养状况评价[J].中国临床营养杂志,2007,15:214-217.

[3] 韩春茂.营养风险筛查是营养支持的第一步[J],浙江医学,2010,32:619-620.

[4] ZAMBERLAN P, DELGADO AF, LEONE C, et al. Nutrition therapy in a pediatric intensive care unit: indications, monitoring, and complications[J]. JPEN J Parenter Enteral Nutr, 2011, 35: 523-529.

[5] Pawellek I. Dokoupil K. Koletzko B. Preyalence of matnutrition in paediatric hospital patients[J]. Clin Nutr, 2008, 27: 72-76.

[6] Hulst J, Joosten K, Zimmermann L, et al. Malnutrition in critically ill children: from admission to 6 months after discharge [J]. Clin Nutr. 2004, 23: 223-232.

[7] de Souza Menezes F, Leite HP, Koch Nogueira PC. Malnutrition as an independent predictor of clinical outcome in critically ill

children[J]. Nutrition, 2012, 28: 267-270.

[8] Rasimidis K, Macleod I, Maclean A, et al. Performanee of the novel Paediatric Yorkhill Malnutrition Score(PYMS)in hospital practice[J]. Clin Nutr, 2011, 30: 430-435.

[9] Mehta NM, Corkins MR, Lyman B, et al. Defining pediatric malnutrition:a paradigm shift toward etiology-related definitions [J]. JPEN J Parenter Enteral Nutr, 2013, 37(4): 460-481.

[10] Kondrup J, Johansen N, Plum LM, et al. Incidence of nutritional risk and causes of inadequate nutritional care in hospitals[J]. Clin Nutr, 2002, 21(6): 461-468.

[11] 何冰洁,廖艳,刘玉玲,等.住院患儿营养风险筛查及营养评估 [J].中华实用儿科临床杂志,2014,29(19): 1467-1470.DOI: 10.3760/cma.j.issn.2095-428X.2014.19.008.

[12] 成琦,陈洁.临床营养风险筛查在儿科中的应用[J].国际儿科 学杂志,2015,42(4): 431-433,438.

[13] Kondrup J, Allison SP, Elia M, et al. ESPEN guidelines for nutrition screening 2002[J]. Clin Nutr, 2003, 22(4): 415-421.

[14] Secker DJ, Jeejeebhoy KN. Subjective Global Nutritional Assessment for children[J]. Am J Clin Nutr, 2007, 85(4): 1083-1089.

[15] McGarthy H, McNuhy H, Dixon M, et al. Screening for nutrition risk in children: the validation of a new tool[J]. J Hum Nutr Diet, 2008, 21(4): 395-396. DOI: 10. 1111/j. 1365-277X. 2008. 00881 31. x.

[16] Lama More RA, Moráis López A, Herrero álvarez M, el al. Validation of a nutritional screening tool for hospitalized pediatric patients[J]. Nutr Hosp, 2012, 27(5): 1429-1436. DOI: 10. 3305/ nh. 2012. 27. 5. 5467.

[17] 刘攀,詹学.住院儿童营养风险筛查工具介绍[J].儿科药学杂 志,2013,19(12): 48-51.DOI: 1672-108X(2013)12-0048-04.

[18] 王莹.危重症患儿营养评价指标[J].中华儿科杂志,2014,52 (2): 152-155.DOI: 10.3760/cma.j.issn.0578-1310.2014.02.017.

[19] Hulst JM, Zwart H, Hop WC, et al. Dutch national surwey to test

the STRONGkids nutritional risk screening tool in hospitalized children［J］. Clin Nutr, 2010, 29(1): 106－111. DOI: 10. 1016/j. clnu. 2009. 07. 006.

［20］Spagnuolo MI, Liguoro I, Chiatto F, et al. Application of a score system to evaluate the risk of malnutrition in a multiple hospital setting［J］. Ital J Pediatr, 2013, 39: 81. DOI: 10. 1186/1824－7288-39-81.

［21］Moeeni V, Walls T, Day AS. Assessment of nutritional status and nutritional risk in hospitalized Iranian children［J］. Acta Paediatr, 2012, 101(10): 446－451.

［22］Kondrup J, Allison SP, Elia M, et al. ESPEN guidelines for nutrition screening 2002［J］. Clin Nutr, 2003, 22(4): 415－421.

［23］中华医学会肠外肠内营养学分会儿科协作组.中国儿科肠内肠外营养支持临床应用指南［J］.中华儿科杂志, 2010, 48(6): 436－441.

［24］张洁, 王丽杰.危重患儿营养不良的评估［J］.国际儿科学杂志, 2017, 44(4): 276－280.

［25］谢周龙, 洪莉, 冯一, 等.运用改良STAMP评分对1 201例外科住院患儿进行营养风险评估及临床结局相关性分析［J］.中华小儿外科杂志, 2012, 33(10): 742－743.

［26］陈新红, 张春华, 龚明, 等.住院儿童营养风险筛查工具的研究进展［J］.现代临床护理, 2019, 18(3): 69－73.

［27］Lu L, Mao X, Sheng J, et al. Development and validation of a pediatric nutritional screening score (PNSS) for hospitalized children［J］. Asia Pac J Clin Nutr, 2018, 27(1): 65－71.

［28］White M, Lawson K, Ramsey R, et al. Simple nutrition screening tool for pediatric inpatients［J］. JPEN J Parenter Enteral Nutr, 2016, 40(3): 392－398.

［29］闫静.住院患儿营养风险筛查工具应用进展［J］.临床儿科杂志, 2015, 33(12): 1068－1072.

［30］Karagiozoglou-Lampoudi T, Daskalou E, Lampoudis D, et al. Computer-based malnutrition risk calculation may enhance the ability to identify pediatric patients at malnutrition-related risk for unfavorable outcome［J］. JPEN J Parenter Enteral Nutr, 2015, 39(4): 418-425.

［31］ Murphy AJ, White M, Viani K, et al. Evaluation of the nutrition screening tool for childhood cancer (SCAN)［J］. Clin Nutr, 2016, 35(1): 219-224.

［32］ Joosten K F M, Hulst J M. Nutritional screening tools for hospitalized children: methodological considerations［J］. Clin Nutr, 2014, 33(1): 1-5.

［33］ 汤庆娅, 陆丽娜. 住院患儿营养评价和营养风险筛查工具应用［J］. 中国实用儿科杂志, 2011, 26(3): 164-167. DOI: 1005-2224(2001)03-0164-04.

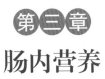

肠内营养

第一节　肠内营养适应证和禁忌证

肠内营养（enteral nutrition，EN）是临床营养支持治疗的重要手段之一。如果患儿胃肠道功能存在，但因疾病原因不能或不愿进食以满足其营养需求，就应考虑通过各种方法给予肠内营养。当无法通过口服补充时，应选择管饲喂养。原则上，只要患儿胃肠道功能存在，就应该首选肠内营养。

一、适应证

肠内营养的可行性主要取决于胃肠道的蠕动功能及消化吸收功能是否正常。但对于能量储备明显不足的患儿（如体重显著下降者等）或者分解代谢旺盛者，尽早进行营养干预更为合适。

1. 进食量不足

（1）经口摄食困难：① 解剖异常：如头面部肿痛、严重畸形如食管—气管瘘。② 神经系统疾病：如昏迷、严重智力迟缓、脑瘫并影响口腔面部运动。

（2）经口摄入不足：① 热量需要量增加：如大面积烧

伤、多发性创伤、脓毒血症、甲亢等。② 食欲减退：如肿瘤、内分泌疾病、胃食管反流和神经性厌食等。

2. 消化吸收或代谢异常：① 吸收障碍：如慢性腹泻、短肠综合征、炎症性肠病等。② 代谢性疾病：如苯丙酮尿症和糖原累积病等。③ 其他疾病：如食物过敏、胰腺炎和乳糜症等。

二、禁忌证

1. 完全性肠梗阻，如肠闭锁等先天性消化道畸形。

2. 坏死性小肠结膜炎。

3. 严重感染、创伤及手术后消化道麻痹所致的肠功能障碍。

4. 高流量小肠瘘。

三、下列情况应慎用肠内营养支持

1. 严重吸收不良综合征及长期少食衰弱的患儿。

2. 小肠缺乏足够吸收面积的肠瘘患儿。

3. 严重代谢紊乱的患儿。

4. 休克、昏迷患儿。

5. 其他有可能增加机会性感染的情况。

第二节　肠内营养制剂

肠内营养制剂指用于临床肠内营养支持的各种产品的统称。肠内营养的有效实施有赖于营养医师充分了解肠内营养制剂的类型、组成、特性、制备及评价等,并充分利用现有的输液系统(包括各种导管、营养泵、输液器等),以有效改善有营养风险或营养不良患儿的营养状态。

肠内营养制剂按照组成有多种分类方式:按照组成成分可以分为非要素制剂、要素制剂、组件制剂和特殊治疗制剂;按组成模块可以分为氨基酸、短肽、整蛋白制剂模块、糖类制剂模块、长链或中长链制剂模块、维生素制剂模块等;按氮源分类为氨基酸型、短肽型、整蛋白型和α-酮酸型。本节主要讲解按组成成分分类的内容。

1. 非要素制剂:非要素制剂也称多聚体膳,以未加工蛋白或水解蛋白为氮源,其中以未加工蛋白为氮源的包括混合奶和匀浆制剂。非要素制剂的渗透压接近等渗[300~450 mOsm/($kg \cdot H_2O$)],口感较好,适合口服,亦可管饲。具有使用方便、耐受性强、适用范围广等优点,适用于胃肠道功能基本正常的患儿。

2. 要素制剂:要素制剂也称单体膳,是一种营养素齐全、不需消化或稍加消化即可吸收的少渣营养剂。一种以氨基酸(或游离氨基酸与短肽)为氮源,以葡萄糖、蔗糖或糊精为碳水化合物来源,以植物油(如玉米油、红花油等)、MCT为脂肪来源,并含有多种维生素和矿物质,故称化学组成明确制剂(CDD)。要素制剂具有易吸收、无渣/少渣、无乳糖、低脂等优点,不足之处包括渗透压高、气味差等,适用于肠道功能低下、脂肪泻的患儿,应用时可能需要稀释或调味。

3. 组件制剂:营养素组件也称不完全营养制剂,是以某种或某类营养素为主的肠内营养制剂。它可对完全制剂进行补充或强化,以弥补完全制剂在适应个体差异方面欠缺灵活的不足;亦可采用2种或2种以上的组件制剂构成组件配方,各种组件的来源与要素制剂类似(蛋白质组件还可选用蛋白水解物),以适合患儿的特殊需要。

肠内营养制剂还可以按照适用人群分为通用型(或常规型)与特定疾病型。通用型的配方组成通常参照一般人群营养素推荐摄入量,特定疾病型则需根据治疗需要进行组方。临床常用的疾病专用型制剂包括以下几类。

1. 糖尿病制剂:特点是降低碳水化合物比例,添加抗性淀粉/糊精、膳食纤维(尤其是可溶性)、低聚糖等有助于调节血糖的营养成分。

2. 肝病制剂:特点是增加支链氨基酸、降低芳香族氨基酸、降低脂肪含量、添加MCT、添加膳食纤维等,补充营养的同时保护肝功能、防止肝性脑病。

3. 肾病制剂:特点是低蛋白质、低钠、低磷,氮源通常只包括必需氨基酸。

4. 创伤制剂:特点是蛋白质及BCAA含量均较高,氮源通常是乳清蛋白。

5. 呼吸系统疾病制剂:特点是适量蛋白质、高脂肪、低碳水化合物,以减小呼吸商,减轻进食对呼吸功能带来的负担。

肠内营养制剂的选择应根据患儿的年龄、营养素需求、肠道功能、目前的进食情况以及是否有食物过敏等因素综合选择。

第三节　肠内营养途径

肠内营养供给途径可根据患儿年龄、疾病因素、胃肠道解剖和功能、预计肠内营养时间长短和发生吸入的可能等综合判断。适宜的喂养途径是保证肠内营养安全并有效实施的前提，主要包括口服和管饲。按留置时间可分为短期留置和长期留置。短期留置无创置管技术，包括鼻胃管置管、鼻十二指肠置管、鼻空肠置管等；长期置管大多为有创置管技术，包括食管造瘘、胃空肠造瘘等。常见肠内营养途径及适应证可见表3-1。本节主要介绍无创置管技术。

表3-1 常见肠内营养途径及适应证

途 径	适 应 证	注 意 事 项
口胃管（OG)）	多用于早产儿，或鼻后孔闭锁者	
鼻胃管（NG）	短期应用（4～6周）且无吸入风险的患儿	合并严重肺疾患者应避免间隙推注造成短时的胃过度膨胀致膈肌上抬引起呼吸困难
鼻空肠管（GT）	易发生吸入者；胃排空延迟；严重胃食管反流	置管前应用促胃动力药物有助于提高连续喂养（推注式喂养易发生腹胀和腹泻）成功率
胃造口（GT）	适用于需长期肠内营养的患儿	间歇或连续喂养
空肠造口（JT）	需长期EN同时伴有胃排空延迟或易吸入的患儿	连续喂养（推注式喂养易发生腹胀和腹泻）
胃空肠管（GJT）	用于胃内减压+空肠内连续输注	

一、鼻胃管留置

对不能经口进食的患儿，从胃管灌入流质食物，保证患儿摄入足够的营养、水分和药物，以利于早日康复。

（一）执行者

由注册护士执行。进修护士其操作能力得到带教者认可后，方可执行。非注册护士在带教者指导下执行，实习护士见习。

（二）用物准备

治疗车、治疗盘、鼻饲流质（38～40℃）、温开水适量、一次性50 mL注射器、20 mL注射器、10 mL注射器、水温计、听诊器、止血钳、一次性治疗巾、无菌纱布、皮筋、手部消毒液、锐器盒、生活垃圾桶、医用垃圾桶。

（三）操作步骤

【操作前】

1. 确认患儿身份

（1）确认患儿的身份信息，并告知鼻饲目的，取得合作。

（2）核对医嘱（鼻饲液名称、浓度、剂量、时间）。

2. 评估

（1）评估患儿年龄、病情、意识、心理状态及合作程度。

（2）向患儿及家长解释操作的目的、过程及操作中配合方法。

（3）评估胃管的位置（鼻翼处或口角处胃管的刻度），确定胃管是否在胃内，评估上一次鼻饲时间和鼻饲液量；鼻饲液间隔时间不少于2 h（判断胃管是否在胃内的三种方法如图3-1、图3-2、图3-3所示）。

（4）评估患儿有无呕心、呕吐、腹胀、腹痛，若有不适，报告医生处理。

（5）需要吸痰患儿在鼻饲前先吸痰。

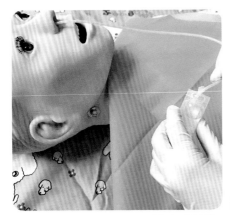

图3-1 是否有气泡溢出

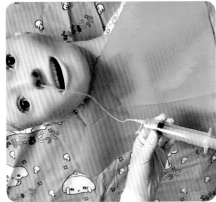

图3-2 回抽胃内容物

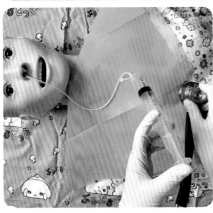

图3-3 听气过水声

【操作流程】

1. 床旁确认患儿身份信息,告知患儿及家长操作目的和配合事项。

2. 体位:清醒患儿取半坐位或坐位,无法坐起者取右侧卧位,昏迷患儿取去枕平卧位,头向后仰。

3. 将治疗巾围于患儿颌下,将治疗盘置于颌旁治疗巾上。

4. 确认胃管是否在胃内(抽、看、听3种方法)。

5. 确定胃管在胃内后,用止血钳夹闭胃管末端(图3-4),用注射器抽取少量温开水,与胃管末端连接,冲洗胃管(冲洗管腔,防止堵塞)。

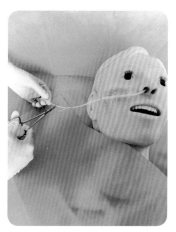

图3-4 用止血钳夹闭胃管末端

6. 准备鼻饲液,用水温计测量鼻饲液温度,用一次性50 mL注射器抽取所需剂量的鼻饲液,与胃管末端连接,松开止血钳。

7. 注入鼻饲液

(1)婴幼儿:将鼻饲液缓慢匀速注入,速度应视患儿及鼻饲液的浓度而定(图3-5)。

(2)新生儿:鼻饲时,不宜推注,应撤去注射器活塞,将注射器连接胃管,将鼻饲液注入空针筒内以自然重力灌入胃内(图3-6)。

(3)一次鼻饲液量不超过200 mL;时间间隔不少于2 h。

(4)鼻饲过程中注意观察患儿的反应。

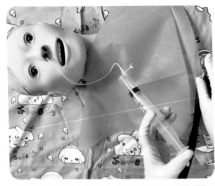

图3-5 幼儿用注射器缓
慢注入

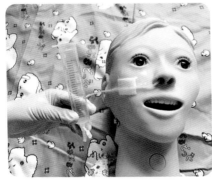

图3-6 婴儿鼻饲用自然
重力注入

（5）鼻饲液应新鲜配制,保存于4℃以下的冰箱内,24 h
用完,以防止细菌感染。

8. 冲净胃管:再次抽取少量温开水,与胃管末端连接,
松开止血钳,注入温开水以脉冲式方法冲净胃管,夹闭止血
钳,塞紧胃管管塞,胃管头端用无菌纱布反折包裹(图3-7、
图3-8),用皮筋缠绕,松开止血钳。

9. 长期鼻饲者应每日进行2次口腔护理,定期更换胃
管,普通胃管每周更换1次,硅胶胃管每月更换1次。

10. 清洁患儿面部,安置体位,整理床单,交代注意
事项。

11. 整理用物,洗手,记录(记录鼻饲液名称、时间、量)。

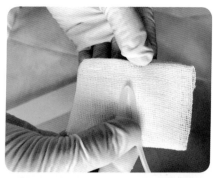

图3-7　胃管头端用无菌纱布反折包裹

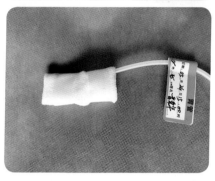

图3-8　包裹后,用皮筋缠绕

二、床边徒手鼻空肠管置管术

对误吸风险高、经胃喂养后表现不耐受或某些消化系统疾病(如胰腺炎等)无法进行经胃喂养的患儿,从鼻肠管灌入流质食物,保证患儿摄入足够的营养、水分和药物,以利于早日康复。

(一)执行者

由注册护士执行。进修护士其操作能力得到带教者认可后,方可执行。非注册护士在带教者指导下执行,实习护士见习。

（二）用物准备

鼻肠管、治疗车、治疗盘、生理盐水、20 mL注射器、软尺、胶布、弯盘、检查手套、听诊器、pH试纸、止血钳、一次性治疗巾、无菌纱布、管道标识、手部消毒液、锐器盒、生活垃圾桶、医用垃圾桶（图3-9）。

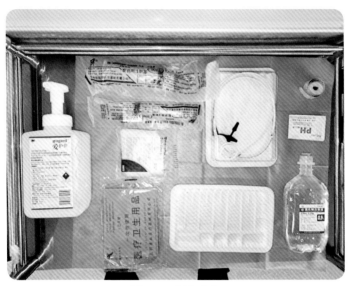

图3-9 用物准备

（三）操作步骤

【操作前】

1. 确认患儿身份

（1）确认患儿的身份信息，并告知置管目的，取得合作。

（2）核对医嘱（置管类型、肠管类型）。

2. 评估

（1）评估患儿年龄、病情，意识、生命体征、既往病史、体重、营养状况、听肠鸣音、合作程度并签署知情同意书。

（2）患儿有无吞咽困难、鼻腔黏膜有无肿胀，鼻中隔偏曲、胃肠道解剖结构的变化。

（3）向患儿及家长解释操作的目的、过程及操作中配合方法。

（4）评估患儿禁食、禁水时间。

（5）评估患儿操作前肠鸣音情况。

【操作流程】

1. 置管前操作流程

（1）洗手，戴口罩。

（2）床旁确认患儿身份信息，告知患儿及家长操作目的和配合事项。

（3）协助患儿仰卧位，床头抬高30°～45°，无法坐起者取右侧卧位，昏迷患儿取去枕平卧位，头向后仰。

（4）将治疗巾围于患儿颌下，在体表反折至剑突位置，将弯盘置于颌旁。

（5）用软尺测量导管置入长度：发际（或耳垂）—鼻尖—剑突（第一个标记）—右肋缘腋中线（第二个标记）—肚脐（第三个标记）（图3-10、图3-11）。

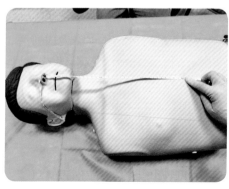

图3-10　第一标记处

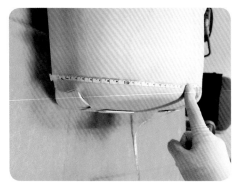

图3-11 第二、第三标记处

（6）润滑导管：用注射器抽吸生理盐水100 mL注入治疗盘内，并向导管内注入生理盐水20 mL。

（7）戴检查手套。

（8）引导钢丝完全插入鼻肠管内：左手握住鼻肠管的头尾端，将鼻肠管绕圈，握在左手内。右手缓慢送导丝，将导丝完全送入鼻肠管内，使钢丝末端连接柄与鼻肠管连接头固定（图3-12）。

（9）用棉签蘸生理盐水湿润鼻腔。

（10）再次核对患儿信息。

2. 置管中操作流程

（1）按照胃管置管流程将鼻肠管留置到胃部。

（2）确认鼻胃肠管在胃内后，患儿取右侧卧位30°～40°，向管道内注入空气（注气量为10～20 mL/kg），将导管顺时针旋转45°，左手托住鼻肠管，右手缓慢送管，继续插管

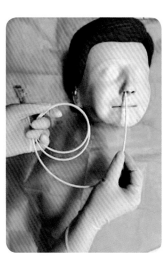

图3-12 送管手势

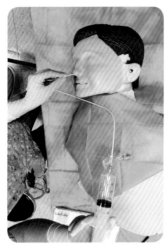

图3-13 送管体位

至第二个标记处,直至继续送管有自动回弹的阻力(图3-13),听诊最强音在右肋腹。若最强音非右肋缘:需退管至胃内,改变体位或用注射器向胃内注气再缓慢送管。

(3)确定鼻肠管在十二指肠:① 最强音位于右肋腹;② 继续送管有自动回弹的阻力;③ 抽吸有黄色清凉胆汁;④ 注水(气)回抽法:若无胆汁或回抽有负压感,可向胃内注气20 mL(非胰腺炎患者可注水50 mL)后进行回抽,回抽水或空气<10 mL且回抽时仍有负压感可确定。

(4)操作者右手握住距鼻孔10 cm处的导管,将导管以左右45°缓慢旋转推送法送管,送入10 cm后保持并停留5~10 s(使导管随着肠蠕动达到每次有效送管2 cm以上,避免导管立即回弹),抖动导管或用示指轻拍导管,促进盘旋于胃内的导管回弹。直至送管至第三个标记处,听诊最强音在左肋缘。

(5)确定鼻肠管在空肠:① 听诊最强音在左肋腹(剑突下和右肋缘声音较前减弱,脐下可听见最弱音)(图3-14、图3-15);② 抽吸有黄色肠液,若抽不出肠液,可注水20 mL后抽吸肠液对比pH试纸(图3-16)。

(6)松开引导钢丝与鼻肠管的接口,左手继续缓慢送管至胃内,右手稍用力缓慢拔出导丝,在鼻部和脸颊处固定导管,粘贴鼻肠管标识(图3-17)。

(7)判断导管末端位置:行腹部X线片检查(图3-18)。

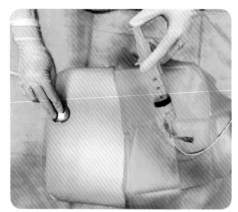

图 3-14　听诊剑突下

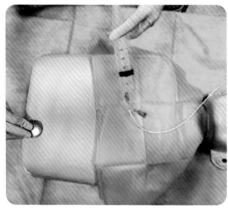

图 3-15　听诊右肋缘

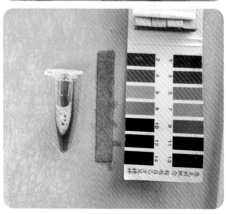

图 3-16　肠液 pH

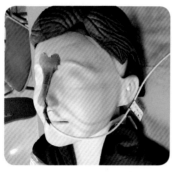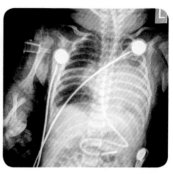

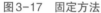
图3-17　固定方法　　　　　图3-18　放射显影

3. 置管后操作流程

（1）保存导丝：将引导钢丝盘旋于螺旋形鼻肠管的外包装盒内后，注明患儿基本信息及时间，告知患儿及家属妥善保管，备用。

（2）脱手套、洗手。

（3）再次核对患儿信息。

（4）询问患儿感受，协助患儿取舒适卧位。

（5）整理用物。

第四节　营养管路的护理

肠内营养时，通常经胃肠道置入导管，为患者提供必需的食物、营养液水药物，较常用的有鼻胃管、鼻肠管、胃造瘘管及空肠造瘘管。肠内营养较之肠外营养，更符合机体生理。

一、鼻胃管护理要点

1. 妥善固定导管，防止打折，必要时给予约束，避免非计划性脱出。

2. 每次鼻饲前应证实胃管在胃内,若怀疑胃管脱出,应暂时停止鼻饲并立即通知医生。

3. 鼻饲液温度保持在38～40℃,不可过冷或过热。不同种类的鼻饲液要分别注入,防止产生凝块,如新鲜果汁和奶液。

4. 为避免发生堵管并确保管道长期正常使用,每次应先注入少量温水冲管后方可注食;注食完毕后再次注入少量温水冲洗管道。

5. 如需通过鼻胃管给药,应将药片研碎溶解,并在给药前后对管道进行冲洗,以免管道堵塞。

6. 每日进行口腔护理2次,并根据鼻胃管材质,按时更换管道。

7. 拔出管道之前,先用无菌生理盐水或温开水冲洗管道。夹住管道外段,小心平稳地撤出,避免在撤出管道的过程中有残余液体进入气管。

二、胃造瘘管 / 空肠造瘘管护理

1. 置管24 h后如无不适,可开始输注肠内营养液,由少量、低浓度开始,逐渐增加。

2. 将造瘘管妥善固定在腹壁上,翻身及活动时避免牵拉、扭曲及脱出。适当保护固定处皮肤,以防粘贴性皮损。

3. 营养液的温度宜保持在38～40℃,避免温度过低增加对胃肠道的刺激。

4. 严格控制营养液的输入速度。推荐使用肠内营养泵匀速泵入,以减少腹胀、腹泻等并发症的发生。

5. 营养液注入时,抬高床头30°～45°,避免反流。胃造瘘管注食时或注食后保持半坐卧位30 min。每次管饲前回抽胃残留物,如残留量小于上次注入量的一半时,注入量胃本次吸收毫升数;如残留量大于上次注入量的一半时,延缓喂养。

6. 营养液与药物应分开注入。注入营养液或药物前、后用少量温水冲洗管道;连续输入营养液期间应每间隔4～6 h冲洗管道,防止注入的营养物质、药物存积腐蚀导管或引起导管堵塞。

7. 保持腹壁造口处的洁净,防止感染;观察造瘘口周围有无渗血、渗液及红肿、疼痛等;每日清洁、消毒造瘘口周围皮肤2次保持干燥;定时更换腹壁敷料。

8. 早晚进行口腔护理,注意观察口腔有无破溃等,防止真菌感染。

第五节 肠内营养监测

肠内营养并发症的发生率虽然较低,但仍有与肠外营养相似的并发症,因此,在进行肠内营养时,仍需在代谢与营养两方面严密监测,最大限度地预防并发症。主要监测内容包括以下几点。

1. 肠内营养喂养时,床头抬高30°～45°。

2. 监测鼻饲管位置。在喂养以前,必须确定管端的位置。胃内喂养以吸出胃内容物证实,若胃内无内容物,则可听气过水声判定;鼻肠管,则依靠X线片证实。

3. 监测肠内营养制剂的浓度和滴注速度。

4. 每批次肠内营养液应在8 h之内输注完毕。

胃内喂养时,每隔2～4小时检查胃残留物的量与颜色,其量不应大于前1 h输注量的1.5倍。当肠内营养液浓度与体积可满足患儿营养需要并能耐受时,每日检查胃残留物1次,其量不应大于上一次鼻饲的营养液剂量。如残留物过多,应降低滴速或停止输注数小时。如胃残留物为咖啡色絮状物或有新鲜血块,则需暂禁食水,结合临床症状判断出血量,如无活动性出血或出血量小可继续肠内营养。

5. 间歇输注时,每次喂养后应以少量温水脉冲式冲洗饲管。

6. 每日更换肠内营养输液管,消毒肠内营养支持所用容器。

7. 记录24 h液体出入量,肠内营养液与静脉输入的液体应分开记录。

8. 开始管喂的前3日,应每日记录热量及蛋白质(氮)摄入量。肠内营养液输注恒定后,可每周记录1次。

另外,应根据各指标的变化特点,结合临床用药情况,定期检查血钠、钾、钙、磷、镁,总蛋白、白蛋白、运铁蛋白、胆红素、三酰甘油、胆固醇、血(尿)糖、尿素氮以及肝酶谱、凝血酶原时间等生化指标;定期检测并记录体重、氮平衡、液体出入量,以及营养指标(肌酐、皮褶厚度、BMI值等)、免疫指标。还应密切观察患儿对管饲的反应,及时发现并处理可能出现的并发症。

第六节　肠内营养泵的使用

肠内营养泵是一种可以精确控制营养液输注速度的装置,能提供适当的压力以克服阻力,保证输注速度,使营养液按时、按量、按质输注,减少患儿胃肠道不良反应,提高输注质量,促进营养的吸收,改善肠道功能,提高患儿对营养液的耐受性,同时也有利于血糖的控制。

一、执行者

由注册护士执行。进修护士其操作能力得到带教者认可后,方可执行。非注册护士在带教者指导下执行,实习护士见习。

二、用物准备

治疗盘(内放置遵医嘱选择或者配置好的营养制剂并贴标签于瓶身)、营养液输注器1个、治疗盘外放置20 mL注射器1个、喂养管标识1个、肠内营养泵1个、温开水1杯、无菌纱布1块、手部消毒液、生活垃圾桶、医用垃圾桶。

三、操作步骤

【操作前】

1. 确认患儿身份

(1)确认患儿的身份信息,并告知操作目的,取得合作。

(2)核对医嘱(营养制剂类型、剂量、给予方式)。

2. 评估

(1)评估患儿病情、营养液输注史。

(2)评估营养导管的刻度、位置、通畅度,确保营养导管末端在正确留置位置。

(3)评估患儿有无胃潴留、恶心、呕吐、腹胀、腹泻等不耐受症状。

【操作流程】

（一）输注流程

1. 抬高床头30°～45°。

2. 在患儿床旁固定营养泵，悬挂营养标识和营养液，检查营养液输注器，连接好营养液，打开开关使液体流入墨菲滴管，关闭开关。

3. 将输注器管路安装进营养泵，打开营养泵电源和输液器开关，连按快进键排气完毕，调节好输注速度，输注器悬挂备用。

4. 再次检查营养导管刻度、位置、通畅度（如鼻胃管则检查有否胃潴留）。用20 mL注射器抽取适量温水，冲洗营养导管。

5. 将输注器连接好营养导管，缠绕好加温器，核对信息，按启动键。

6. 观察患儿有无不耐受症状。

7. 整理床单位，再次核对。

8. 整理用物，终末处理，洗手记录。密观患儿输注情况。

（二）输注结束

1. 携用物（治疗盘内放置20 mL注射器1个、无菌纱布1块、温水1杯）至患儿床旁。

2. 关闭营养泵电源断开输液器与营养管，用20 mL注射器取适量温水冲洗营养导管后，反折导管并用无菌纱布包裹，妥善固定。

3. 整理用物，终末处理，洗手记录。

4. 观察患儿输注后情况。

四、营养泵使用注意事项

（一）营养液的准备

1. 肠内营养液温度控制在37～40℃，太冷易刺激肠道引起腹泻，太热易引起营养液凝结成块，导致管路堵塞。加温器所夹持输液管位置应距输液管末端30～35 cm，加温器位置需定时更换。

2. 营养液宜现配现用，配置好的营养制剂最长保存时间不超过24 h。当打开瓶盖后，最长输注时间不超过8 h。

3. 营养制剂的选择主要取决于患儿胃肠道功能的情况。对于胃肠道功能正常者，应采用非要素制剂；对于胃肠道功能低下者，应采用要素制剂；对于肝、肾等脏器功能障碍者，可采用组件制剂；对于特殊病情患儿，可选择特定疾病饮食。

（二）患儿体位

患儿无禁忌证时床头抬高30°～45°，以降低反流的概率。

（三）营养泵使用时控制好"三度"。

喂养速度宜由慢至快，浓度由低至高，剂量由少至多，循序渐进。

（四）营养泵的调节

营养泵运行中须改变参数时，先让泵处于暂停模式，再进入参数界面进行调节，及时处理营养泵各种报警信号，排除仪器故障。

在营养泵使用全过程中，必须对设备进行定期的监测与维护，确保设备运行正常。执行护士必须具有责任心，密切观察患儿营养制剂输注情况及营养导管留置情况，及时发现和避免并发症的发生。

第七节 肠内营养风险管理

肠内营养支持是临床营养工作中重要的组成部分，营养管路的置入与维护、肠内营养输注等过程中均存在风险，如操作不熟练或管理不当，都会造成相应的并发症，增加患儿的痛苦。遵守操作规程能有效预防并发症，将风险控制到最低程度，保证患儿安全。

一、营养管路置入过程的风险与安全管理

（一）鼻、咽、食管黏膜损伤和消化道出血

1. 可能的原因

（1）插管动作粗暴或患儿剧烈干呕，损伤食管黏膜。

（2）选择的营养管型号过粗。

（3）鼻肠管导丝使用不当。

2. 临床表现

（1）鼻、咽、食管黏膜损伤可出现咽部不适、疼痛、吞咽困难、鼻腔流出血性液体，部分患儿出现感染症状。

（2）消化道出血者胃管内可抽出少量鲜血，出血量较多时呈陈旧性咖啡色血液，严重者血压下降、心率增快，甚至休克。

3. 预防及处理

（1）插管前认真评估患儿，选择适宜的营养导管型号。

（2）插管动作轻柔、熟练。插管过程中严密观察患儿反应，患儿出现剧烈恶心、呕吐时，暂停插管。鼻黏膜的少

量出血可不必处理,若出血量过多立即报告医生,进行止血处理,必要时行急诊手术治疗。

(3)留置营养管要注意观察患儿鼻腔情况,当出现持续疼痛以及双侧鼻塞加重时,可考虑鼻中隔脓肿的可能。

（二）误入气管

1.可能的原因:不合作或不能合作的患儿。

2.临床表现:绝大多数患儿出现不同程度呛咳,面红耳赤、憋气、呼吸不畅、口唇发绀等症状。

3.预防及处理措施:留置导管时,操作者必须有高度的责任心和熟练的技术,插管后一定要确认营养导管是否在应留置的部位。

二、肠内营养管留置过程中的并发症及处理

（一）留置营养导管移位、脱位

1.可能的原因:固定胶布不牢靠,营养导管向外脱出或向内深入。

2.临床表现:营养管外露长度改变,胃肠减压引流液颜色、性状及量发生改变。

3.预防及处理措施

(1)每次使用营养导管前,认真评估导管留置是否在理想位置,检查导管的插入深度。

(2)定期检查固定营养导管的胶布,如有松动及时更换。

（二）营养导管阻塞

1.可能的原因:

(1)营养导管侧孔被胃黏液阻塞或紧贴胃肠壁。

（2）营养导管在咽部折叠。

（3）营养导管被食物残渣阻塞。

2. 临床表现：营养液滴入不畅或推注有阻力。

3. 预防及处理措施

（1）如被胃黏液阻塞或紧贴胃壁可调整患儿体位或用少量温生理盐水冲洗导管。

（2）管饲前后均应用25～50 mL温水冲洗导管，防止管道堵塞。

（3）持续营养泵维持的肠内营养，需4～8 h温水冲管1次。

（4）管饲给药时应先碾碎，完全溶解后注入。

（三）胃食管反流、误吸

1. 可能的原因

（1）营养导管管径过粗、置管深度不足、鼻胃管松脱移位。

（2）卧位的影响；输注量过多、速度过快。

（3）胃潴留量过多、胃动力不足等原因。

2. 临床表现

（1）在鼻饲过程中，患者出现呛咳、气喘、心动过速，呼吸困难。

（2）经口鼻腔或经气管吸出鼻饲液。

（3）吸入性肺炎患儿，体温升高咳嗽，肺部可闻及湿啰音和水泡音。

（4）胸部X线片有渗出病灶或肺不张。

3. 预防及处理措施

（1）选用管径适宜的营养导管，每次喂养前检查导管位置，坚持匀速、限速滴注的原则给予营养液注入。

（2）肠内营养前后30 min内尽量避免吸痰及翻身等操作。肠内营养液定时灌注者前后30 min内保持床头抬高30°～45°，连续输注若无禁忌证尽量保持床头抬高＞30°。

（3）昏迷患儿翻身应在管饲前进行，危重患儿鼻饲前应吸净气道内痰液，以免鼻饲后吸痰憋气使腹内压增高引起反流。

（4）每次肠内营养输注前30 min辅以胃肠动力药，促进胃的排空及肠蠕动。

（5）发生误吸后，立即停止鼻饲，取头低右侧卧位，吸出气道内误吸物，气管切开者可经气管套管内吸引。

（四）腹泻

1. 可能的原因

（1）营养液相关因素：渗透压过高、营养液输注过快、温度过低、营养液脂肪含量过高、营养液被污染等。

（2）患儿机体因素：乳糖不耐受、低蛋白血症、肠道菌群失调、患儿血糖过高。

2. 临床表现：大便次数增多，部分出现排水样便。伴或不伴有腹痛、肠鸣音亢进。

3. 预防及处理措施

（1）询问饮食史，对饮用牛奶、豆浆等易致腹泻者，要慎用含牛奶、豆浆的鼻饲液。

（2）鼻饲液配制过程中应防止污染，每日配制当日量，并置于4℃冰箱内保存，食物及容器应每日灭菌后使用。

（3）鼻饲液温度以37～42℃最为适宜。室温较低时，有条件可使用加温器以保持适宜的温度。

（4）肠内给予的营养液遵循浓度由低到高，剂量由少到多的原则，直到满足患儿的营养需求为宜，尽量使用接近正常体液渗透压的溶液。

（5）评估腹泻的原因，菌群失调患儿，可口服乳酸菌制剂；有肠道真菌感染者，给予抗真菌药物；严重腹泻无法控制时可暂停喂食。频繁腹泻者，保持肛门皮肤清洁干燥，防止皮肤溃烂。

（五）血糖异常

1. 可能的原因：长期要素饮食患儿由于肠道已经适应吸收大量高浓度糖，突然停止时，若其他形式的糖补充不足易发生低血糖。

2. 临床表现：高血糖症表现为餐后血糖高于正常值。低血糖症可出现出汗、头晕、恶心、呕吐、心动过速等。

3. 预防及处理措施

（1）鼻饲配方尽量不加糖或由营养师配制。

（2）为避免低血糖的发生，应缓慢停用要素饮食。

（3）对高血糖症患儿可补给胰岛素或改用低糖饮食，也可注入降糖药，同时加强血糖监测。

（4）一旦发生低血糖，按低血糖处理流程处理。

（六）水、电解质紊乱

1. 可能的原因

（1）高渗性营养液引起腹泻后会导致脱水及高钠血症；钾补充不足时易引起低血钾症。

（2）水供应不足或肾功能不全引起脱水、高钠、高氯和氮质血症。

2. 临床表现

（1）尿量减少，尿比重低，血清钠＜135 mmol/L，脱水征明显。

（2）低血钾患儿可出现神经系统症状，表现为中枢神经系统抑制和神经肌肉兴奋性降低症状，早期烦躁，严重者神志淡漠、嗜睡、软弱无力，膝反射减弱或消失，软瘫等。循环系统可出现室性心动过速、心悸、心律不齐、血压下降，血清电解质血钾＜3.5 mmol/L。

3. 预防及处理措施

（1）严格记录出入水量，以调整营养液的配方。

（2）监测电解质的变化及尿素氮的水平。

（3）尿量多的患儿鼻饲液中加钾。

（4）必要时给予静脉补钾，防止出现低血钾。

（七）胃潴留

1. 可能的原因

（1）胃部或其他腹部手术引起的胃动力障碍、中枢神经系疾病、糖尿病所致的神经病变，以及迷走神经功能紊乱等。

（2）药物的应用：如麻醉镇痛药物、抗胆碱能药物等；患儿活动量减少。

2. 临床表现：腹胀，鼻饲液输注前抽吸胃液可见胃潴留，严重者可引起胃食管反流。

3. 预防及处理措施

（1）每次鼻饲的量≤200 mL，间隔时间＞2 h。每次鼻饲完后，可协助患儿取半坐卧位，以防止潴留于胃内的食物反流入食管。

（2）在患儿病情许可的情况下，增加翻身次数，鼓励多活动，促进胃肠功能恢复，并可依靠重力作用使鼻饲液顺肠腔运行，预防和减轻胃潴留。

（3）胃潴留严重者，每次肠内营养输注前30 min辅以胃肠动力药,促进胃的排空。

(八)鼻黏膜出血、鼻中隔脓肿

1. 可能的原因:营养导管由鼻腔留置至体内,压迫鼻腔黏膜,可能导致鼻腔黏膜水肿溃烂,并引发感染。

2. 临床表现:鼻黏膜出血者鼻腔有血性液体流出,鼻中隔脓肿者局部有阻塞或急性发炎症状,如鼻梁或鼻尖红肿疼痛,鼻腔黏膜色泽暗红,触之柔软而有波动。严重者可出现全身感染症状。

3. 预防及处理措施

(1)插管时动作要轻柔,特别是在营养导管通过鼻腔时,注意防止损伤鼻腔黏膜。

(2)留置营养导管期间要注意观察患儿鼻腔情况,当出现持续疼痛以及双侧鼻塞加重时,可考虑鼻中隔脓肿的可能。

(九)唇周疱疹

1. 可能的原因

(1)留置营养管引起咽喉疼痛,导致患儿唾液大量流出,唾液刺激产生。

(2)患儿抵抗力下降。

2. 临床表现:唇角皮肤交界、口角、鼻翼、鼻唇沟和额部等处皮肤发红、发痒、有烧灼感,随即出现疱疹。

3. 预防及处理措施

(1)使用雾化吸入减轻咽喉疼痛,让患儿尽量将唾液咽下。

(2)每日2次口腔护理。如发现口腔溃疡、真菌感染,及时报告医生给予相应药物治疗。

三、肠内营养管拔除的并发症及处理

（一）剧烈呕吐、消化道痉挛性疼痛

1. 可能的原因

（1）营养管在拔除过程中速度较快、用力过猛，一过性地刺激迷走神经和内脏神经末梢，反射性引起剧烈呕吐。

（2）拔管时患儿心理紧张，出现消化道肌痉挛产生疼痛。

2. 临床表现：恶心、呕吐、上腹部疼痛。

3. 预防及处理措施

（1）拔管前应向患儿及其家属说明拔管与插管的不同方法，拔管的过程以及配合要点，消除恐惧心理。

（2）遵守拔管时操作规程，动作轻柔。

（二）胃出血

1. 可能的原因：营养管在拔除过程中用力过猛，消化道黏膜机械性摩擦损伤。

2. 临床表现：患儿排黑便或柏油样便，大便隐血检查呈阳性。严重者可有眩晕、出汗和口渴、血红蛋白水平下降等表现。

3. 预防及处理措施

（1）拔管时如有阻力，应查明原因，不能强行拔管，否则易发生出血、穿孔等不良后果。

（2）积极与医生联系，条件允许情况下，在胃镜下寻找原因，采取有效的方法避免出现不良后果。

附表 10 鼻饲法考核评价标准

项 目	分值	考 核 评 价 要 点	评分等级 I	II	III	IV	得分	存在问题
操作准备 10分	5	(1) 护士准备：衣帽整洁，洗手，戴口罩	5	4	3	2		
	5	(2) 用物准备	5	4	3	2		
评估患儿 10分	5	(1) 确认患儿身份，询问患儿的胃肠道状况；解释、取得合作	5	4	3	2		
	5	(2) 评估患儿口、鼻腔状况，有无出血、堵塞	5	4	3	2		
操作要点 65分	5	(1) 核对医嘱，准备用物	5	4	3	2		
	5	(2) 根据医嘱准备鼻饲液	5	4	3	2		
	5	(3) 携物品至床旁，确认患儿身份，为患儿取适当体位	5	4	3	2		
	10	(4) 检查清洁鼻腔是否通畅，测量插入长度	10	8	6	4		
	25	(5) 为患儿进行插管操作，插入适当深度并检查胃管是否在胃内	25	20	15	10		
	5	(6) 选择合适位置固定胃管	5	4	3	2		

（续表）

项 目	分值	考 核 评 价 要 点	评分等级				得分	存在问题
			Ⅰ	Ⅱ	Ⅲ	Ⅳ		
	10	（7）缓缓注入鼻饲液，鼻饲完后，再注入温开水冲洗胃管	10	8	6	2		
指导患儿10分	5	（1）告知患儿插胃管和鼻饲可能造成的不良反应，操作过程中的不适及配合方法	5	4	3	2		
	5	（2）指导患儿在恶心时做深呼吸或吞咽动作，注意事项	5	4	3	2		
提问5分	5		5	4	3	2		
总分	100							

注：评分等级为：Ⅰ级表示动作熟练、规范，无缺项，与患儿沟通自然，语言通俗易懂；Ⅱ级表示动作熟练、规范，有1～2处缺项，与患儿沟通不够自然；Ⅲ级表示动作欠熟练、规范，有1～2处缺项，与患儿沟通较少；Ⅳ级表示动作欠熟练、规范，有4处以上缺项，与患儿没有沟通。

附表 11 徒手留置鼻置空肠管考核评价标准

项 目	分值	考 核 评 价 要 点	评分等级 I	II	III	IV	得分	存在问题
操作准备 5分	2	(1) 护士准备：衣帽整洁,洗手,戴口罩	2	1.5	1	0.5		
	3	(2) 用物准备	3	2	1	0		
评估患儿 5分	3	(1) 确认患儿身份,询问患儿的胃肠道状况；解释,取得合作	3	2	1	0		
	2	(2) 评估患儿口、鼻腔状况,有无出血,堵塞	2	1.5	1	0.5		
操作要点 80分	4	(1) 核对医嘱,准备用物	4	3	2	1		
	4	(3) 携物品至床旁,确认患儿身份,为患儿取适当体位	4	3	2	1		
	10	(4) 检查清洁鼻腔是否通畅,测量插入长度	10	8	6	4		
	5	(5) 润滑导管,引导钢丝完全插入鼻肠管内	5	4	3	2		
	15	(6) 按照胃管置管流程将鼻肠管置留到胃部	15	12	9	6		
	10	(7) 取右侧卧位30°~40°,向管道内注入空气,将导管顺时针旋转45°,缓慢送管,继续插管至第二个标记处,听诊	10	8	6	4		

（续表）

项　目	分值	考 核 评 价 要 点	评分等级				得分	存在问题
			Ⅰ	Ⅱ	Ⅲ	Ⅳ		
操作要点 80分	10	(8)缓慢旋转推送送管,直至送管至第三个标记,听诊	10	8	6	4		
	10	(9)确定鼻肠管在空肠	25	20	15	10		
	5	(10)松开引导钢丝与鼻肠管的接口,拔出导丝	5	4	3	2		
	5	(11)妥善固定导管	5	4	3	2		
	2	(12)洗手,记录	2	1.5	1	0.5		
指导患儿 5分	3	(1)告知患儿插肠管和鼻饲可能造成的不良反应,操作过程中的不适及配合方法	3	2	1	0		
	2	(2)指导患儿在恶心时做深呼吸或吞咽动作,注意事项	2	1.5	1	0.5		
提问5分	5		5	4	3	2		
总分	100							

注:评分等级为:Ⅰ级表示动作熟练、规范,无缺项,与患儿沟通自然,语言通俗易懂;Ⅱ级表示动作熟练、规范,有1~2处缺项,与患儿沟通不够自然;Ⅲ级表示动作欠熟练、规范,有1~2处缺项,与患儿沟通较少;Ⅳ级表示动作不熟练,有4处以上缺项,与患儿没有沟通。

附表 12　肠内营养泵使用考核评价标准

项　目	分值	考 核 评 价 要 点	评分等级				得分	存在问题
			Ⅰ	Ⅱ	Ⅲ	Ⅳ		
操作准备 10分	5	(1) 护士准备：衣帽整洁，洗手，戴口罩	5	4	3	2		
	5	(2) 用物准备	5	4	3	2		
评估患儿 10分	5	(1) 确认患儿身份，告知操作目的；取得合作	5	4	3	2		
	5	(2) 评估患儿病情，营养液输注史，营养管位置，通畅度等	5	4	3	2		
操作要点 65分	5	(1) 核对医嘱，准备用物	5	4	3	2		
	4	(2) 携带物品至床旁，确认患儿身份，为患儿取适当体位	4	3	2	1		
	4	(3) 固定营养泵，检查营养输注器，连接好营养液	4	3	2	1		
	10	(4) 再次检查营养导管刻度，位置，通畅度，冲洗营养导管	10	8	6	4		
	10	(5) 将输注器连接好营养导管，缠绕好加温器，核对信息，按启动键	10	8	6	4		
	2	(6) 观察患儿有无不耐受症状	2	1.5	1	0.5		

（续表）

项目	分值	考核评价要点	评分等级				得分	存在问题
			I	II	III	IV		
操作要点 65分	5	(7) 整理床单位，再次核对，洗手，记录	5	4	3	2		
	10	(8) 输注完毕后，关闭营养泵电源断开输液器与营养管	10	8	6	4		
	10	(9) 冲洗营养导管后，反折导管并用无菌纱布包裹，妥善固定营养管	10	8	6	4		
	2	(10) 观察患儿输注后情况	2	1.5	1	0.5		
	3	(11) 整理用物，终末处理，洗手记录	3	2	1	0.5		
指导患儿 10分	5	(1) 告知患儿营养泵使用中可能造成的不良反应及配合方法	5	4	3	2		
	5	(2) 患儿体位舒适，无不适反应及并发症	5	4	3	2		
提问5分	5		5	4	3	2		
总分	100							

注：评分等级为：I级表示动作熟练、规范、无缺项，与患儿沟通自然，语言通俗易懂；II级表示动作熟练、规范，有1～2处缺项，与患儿沟通自然；III级表示动作欠熟练、规范，有1～2处缺项，与患儿沟通较少；IV级表示动作欠熟练，有4处以上缺项，与患儿没有沟通。

参·考·文·献

［1］周芸.临床营养学［M］.北京：人民卫生出版社，2017：121-127.

［2］郑显兰.儿科危重症护理学［M］.北京：人民卫生出版社，2017：96-110.

［3］钱素云.儿科重症营养治疗［M］.北京：科学出版社，2017：123-135.

［4］黄金.营养管理专科护士临床工作手册［M］.北京：人民卫生出版社，2018：78-88.

［5］李增宁.临床营养操作规程［M］.北京：人民卫生出版社，2016：79-101.

［6］高玉芳，魏丽丽.临床实用护理技术及常见并发症处理（第2版）［M］.北京：科学出版社，2014.

［7］李小寒.基础护理学（第6版）［M］.北京：人民卫生出版社，2017：310-316.

［8］吴惠平.护理技术操作并发症预防及处理［M］.北京：人民卫生出版社，2014：345-347.

［9］中华医学会肠外肠内营养学分会儿科协作组.中国儿科肠内肠外营养支持临床应用指南［J］.中华儿科杂志，2010，48（6）：436-441.

［10］庄睿丹，唐鲁静，方优红，等.儿童肠内营养47例临床分析［J］.中华儿科杂志，2016，54（7）：500-503.

［11］张小超，黄燕婷.危重患儿留置鼻空肠管行肠内营养的护理［J］.检验医学与临床，2017，14（z2）：405-406.

［12］耿岚岚，谢静.儿童肠内营养应用的研究进展［J］.中华实用儿科临床杂志，2019，34（7）：481-484.

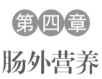

第四章
肠外营养

第一节 肠外营养支持的适应证及禁忌证

肠外营养（parenteral nutrition, PN）是指当患儿不能耐受肠内营养时，由静脉输入各种人体所需的营养素，包括热量（碳水化合物、脂肪乳剂）、必需和非必需氨基酸、维生素、电解质及微量元素，来满足机体代谢和生长发育需要的营养支持方式。肠外营养的目的是使患儿在无法正常进食的状况下仍可以维持营养状况、体重增加和创伤愈合，患儿可以继续生长、发育。静脉输注途径和输注技术是肠外营养的必要保证。

一、医院内肠外营养支持的适应证

肠外营养支持的基本适应证是胃肠道功能障碍或衰竭的患儿。患儿如因营养状况、疾病或手术及药物的因素，经肠内未能获得所需足够营养5天以上，应考虑肠外营养支持。肠外营养支持的适应证具体包括医院内肠外支持的适应证及家庭内肠外营养支持的适应证两部分。

（一）肠外营养疗效显著的强适应证

1. **胃肠道梗阻**：高位肠梗阻、新生儿胃肠道闭锁等。

2. **胃肠道吸收功能障碍**

（1）短肠综合征：广泛小肠切除70%以上的患儿。

（2）小肠疾病：免疫系统疾病、肠缺血、多发肠瘘。

（3）放射性肠炎。

（4）严重急性消化道疾病：如消化道梗阻、消化道出血、坏死性小肠结肠炎、伪膜性肠炎、难治性婴儿腹泻、严重腹泻、顽固性呕吐＞7 d。

3. **重症胰腺炎**：先输液抢救休克或MODS，待生命体征平稳后，若肠麻痹未消除、无法完全耐受肠内营养，则属肠外营养适应证。

4. **高分解代谢状态**：大面积烧伤、严重复合伤、感染等。

5. **严重营养不良**：蛋白质—热量缺乏型营养不良常伴胃肠功能障碍，无法耐受肠内营养。

6. 需要接受长期放化疗及骨髓移植的患儿。

（二）肠外营养支持有效的适应证

1. **大手术、创伤的围术期**：营养支持对营养状态良好者无显著作用，相反可能使感染并发症增加，但对于严重营养不良患儿可减少术后并发症。严重营养不良者需在术前进行营养支持7～10 d；预计大手术后5～7 d胃肠功能不能恢复者，应于术后48 h内开始肠外营养支持，直至患儿能有充足的肠内营养或进食量。

2. **肠外瘘**：在控制感染、充分和恰当的引流情况下，营养支持已能使过半数的肠外瘘自愈，确定性手术成为最后一种治疗手段。肠外营养支持可减少胃肠液分泌及瘘的流量,有利于控制感染,改善营养状况、提高治愈率、降低手术并发症和死亡率。

3. 炎性肠道疾病:克罗恩病、溃疡性结肠炎、肠结核等患儿处于病变活动期,或并发腹腔脓肿、肠瘘、肠道梗阻及出血等,肠外营养是重要的治疗手段。可缓解症状、改善营养,使肠道休息,有利于肠黏膜修复。

4. 严重营养不良的肿瘤患儿:对于体重丢失≥10%(平时体重)的患儿,应于术前7～10 d进行肠外或肠内营养支持,直至术后改用肠内营养或恢复进食为止。

5. 重要脏器功能不全

(1)肝功能不全:肝硬化患儿因进食量不足致营养负平衡,肝硬化或肝肿瘤围术期、肝性脑病、肝移植后1～2周,不能进食或接受肠内营养者应给予肠外营养支持。

(2)肾功能不全:急性分解代谢性疾病(感染、创伤或多器官功能衰竭)合并急性肾衰竭、慢性肾衰透析患儿合并营养不良,因不能进食或接受肠内营养而需肠外营养支持。慢性肾衰透析期间可由静脉回输血时输注肠外营养混合液。

(3)心、肺功能不全:常合并蛋白质—热量混合型营养不良。对于危重肺病患儿应用足量谷氨酰胺,有利于保护肺泡内皮及肠道相关淋巴组织、减少肺部并发症。

(4)炎性粘连性肠梗阻:围手术期肠外营养支持4～6周,有利于肠道功能恢复、缓解梗阻。

6. 早产儿、低体重儿、极低和超低体重儿。呼吸窘迫综合征给予呼吸机支持者。

二、医院内肠外营养支持的禁忌证

1. 肠功能正常、适应肠内营养或5 d内可恢复胃肠功能者。

2. 早期复苏阶段、血流动力学尚未稳定或存在严重水电介质与酸碱失衡；严重肝功能衰竭，肝性脑病；急性肾功能衰竭存在严重氮质血症；严重高血糖尚未控制。

3. 不可治愈、无存活希望、临终或不可逆昏迷患儿。

4. 需急诊手术，术前不可能实施营养支持者。

第二节　肠外营养的输入途径及安全管理

用于肠外营养输注的静脉途径可分为外围静脉导管（peripheral venous catheter，PVC）与中心静脉导管（celltral venous catheter，CVC）。中心静脉置管又可分为经外周静脉置入中心静脉导管（peripherally inserted central catheter，PICC）、直接经皮或隧道式中心静脉导管。选择何种输注途径，须考虑以下因素：患儿以往静脉置管病史，静脉解剖走向，出凝血功能，预计PN持续时间，护理环境，潜在疾病等。需要长期肠外营养的住院新生儿和儿童，应采用PICC和CVC给予静脉营养。应用PICC和CVC可显著减少周围静脉穿刺次数，但不可避免的，也会导致一些并发症发生。因此，必须由经培训的专门人员管理和维护，操作时必须严格遵守无菌操作规则。

一、周围静脉途径

（一）适应证

1. 用于短期（＜2周）或开始应用PN的患儿。

2. 推荐外周静脉输注液体的渗透压不超过800 mOsm/L，葡萄糖浓度＜12.5%。

（二）部位选择

选择血流速度快、走向直且粗大、远离关节的静脉进行静脉穿刺。可选择四肢静脉或头皮静脉。

（三）置管原则

1. 周围静脉输注必须选择留置针进行穿刺，儿童一般采用24 G或26 G的留置针。

2. 留置时严格无菌操作。穿刺前要用流动水洗手，消毒皮肤后注意待干再进行穿刺，消毒面积要大于敷贴的面积，敷贴覆盖面的皮肤保持无菌，严防感染。

3. 进针角度以15°～30°为宜，进针速度宜慢，且应直接刺入静脉。

4. 操作过程严格按照相关操作规范进行。

（四）置管后护理

1. 留置针留置时间推荐72～96 h。

2. 固定牢固，透明贴膜无卷边、脱落。

3. 注意保护穿刺肢体，不输液时，也要尽量避免肢体下垂姿势，以免因重力作用致使回血堵管，对能离床活动的患儿应避免使用下肢静脉。

4. 每次输液前后，均应检查穿刺部位及静脉走向部位有无红肿，询问患儿有无疼痛、不适，重视患儿的主诉。如有异常，及时拔管后再做局部处理，并通知医师，如仍须输液，则更换穿刺部位。

5. 营养液输入前后均以生理盐水冲管。

（五）并发症及处理

1. 静脉炎：是静脉给药常见的并发症。

（1）临床表现：① 局部感染型。给药当时无不良感觉，24～48 h针眼局部发红、疼痛、肿胀，如不及时处理，针眼处有炎性出血，甚至逐渐形成脓肿。② 红肿型。静脉穿刺周围出现红肿，沿静脉走向发红、触痛或明显烧灼感，如不及时处理可发展为硬结型。③ 硬结型。静脉穿刺处节段疼痛、触痛、变硬、摸之呈条索状，说明血管组织广泛受累。④ 全身型感染。静脉炎处理不当或处理不及时，可导致败血症。

（2）预防及处理：① 良好的专业技术培训，提高一次穿刺成功率；② 严格无菌操作；③ 减缓滴速，使药液在血管内有缓冲时间；④ 抬高穿刺部位肢体；⑤ 必要时，遵医嘱局部或全身应用抗生素。

2. 药液渗出：针头未注入或未完全注入血管，常为技术问题。

（1）临床表现：患儿常感局部疼痛、不适、肿胀，皮肤颜色苍白、温度下降，给药受阻，抽不到回血。休克或肢体神经障碍患儿可无感觉。

（2）预防及处理：① 正确判断，确认针头在静脉内方可给药；② 立即停止给药；③ 局部热敷，使血管扩张，利于吸收；④ 患儿感到局部疼痛，应仔细检查针头是否脱出，即使有回血，也应更换穿刺部位。

3. 药物外渗

（1）临床表现：① 注射部位剧痛、肿胀（严重休克或伴有周围神经病变者可无疼痛）；② 24～48 h，局部皮肤出现水泡，初呈红色、暗红色，继而出现暗紫色，肢体肿胀明显，肢端小动脉搏动消失；③ 2周后水肿消退，局部皮肤有结痂形成，与正常皮肤有明显界限，而皮下脂肪受累范围较结痂为大；④ 痂除去后创面呈溃疡状，长期难以愈合。

（2）预防及处理：① 一旦出现药物外渗、局部疼痛，应立即停止注射，如渗出范围小，可用50%硫酸镁溶液湿敷，以减轻疼痛；② 严禁热敷，随时观察局部变化：皮肤呈暗红色或紫红色时，除停止注射外，应立即使用相应的药物进行环行封闭；③ 抬高患侧肢体；④ 如出现创面，再做相应处理。

二、经外周静脉中心静脉置管

（一）适应证

1. 预计肠外营养持续3周以上（导管在体内存留一般不超过1年）。

2. 家庭肠外营养。

（二）静脉选择

1. 贵要静脉：常为首选，经腋静脉、锁骨下静脉、无名静脉，达上腔静脉。穿刺点不如头静脉表浅，穿刺时常须触摸定位。

2. 肘正中静脉：解剖差异较大，应在穿刺前确认定位。肘正中静脉汇入贵要静脉，形成最直接的途径，经腋静脉、锁骨下静脉、无名静脉，达上腔静脉。若稍有滚动，可将其固定于下方的筋膜上。

3. 头静脉：较为表浅，在肘窝处容易进入。在头静脉进入腋静脉处有较大的角度，易引起导管推进困难。头静脉可能有分支与颈外静脉或锁骨下静脉相连，常出现导管推进困难。头静脉在臂部上升时有窄段，增加了机械性静脉炎发生的风险。

（三）置管原则

1. 必须在患儿家属签署治疗同意书后，才能置管。签署同意书前应告知所有可能的不良反应与并发症。

2. PICC置管及置管后护理应由经过专门培训，具有资质的护理人员进行。

3. 不同的导管生产商均会提供各自产品的详细操作手册，必须严格按相应的操作手册进行置管。

4. 必须严格按无菌操作规范进行。

5. 环境准备须按小手术要求进行。

6. 置管后应常规行X线片定位，确定导管尖端部位，并排除气胸。PICC导管尖端的理想位置是在上下腔静脉进入右心房入口处，上肢在T3～T4，下肢在T8～T10。

7. 必须建立置管登记制度。

（四）置管后护理

1. 护理原则：要求接触中心静脉导管的护士必须具备有关使用和维护导管的知识和能力。

2. 敷料更换

（1）敷料更换应严格按操作规范进行。

（2）纱布敷料和亚聚氨酯透明敷料均可用于穿刺部位。如果穿刺部位有出血或渗出，纱布敷料较亚聚氨酯敷料为佳。

（3）严格遵守无菌操作及消毒隔离制度。

（4）操作者严格遵照"六步洗手法"清洁双手。

（5）更换敷料前应先对穿刺点进行评估，确定有否触痛及感染征象。

（6）撕敷贴时，注意应顺着穿刺方向，切勿沿导管反向撕除，以免导管移位。

（7）更换敷料时，避免触摸穿刺部位，以防污染。

（8）每隔3～4 d更换1次敷料，如敷料有潮湿、污染情况或敷料一旦被揭开，应立即更换。

（9）无张力粘贴敷料，注意穿刺点应正对透明敷料中央；轻捏透明敷料下导管接头突出部位，使透明敷料与接头和皮肤充分黏合；用指腹轻轻按压整片透明敷料，使皮肤与敷料充分接触；一边移除边框一边按压透明敷料边缘（建议在夏天或对出汗较多的患儿使用高通透率的薄膜）。

（10）在透明敷料的标签纸上标注更换敷料时间，并将标签贴于敷料边缘。

3. 导管冲洗

（1）ICC必须定期冲洗。

（2）适当的冲管与封管技术和常规能保证导管内的正压和导管的完整性。

（3）小于10 ml的注射器可产生较大的压力，如遇导管阻塞可致导管破裂，因此在测定导管压力前，严禁使用小规格注射器。

（4）冲洗方法：用于小儿，使用10 U/mL稀释肝素液，每8 h冲管1次。

4. 导管封管

（1）SASH 原则：在给予肝素不相容的药物或液体前后均应使用生理盐水冲洗导管，以避免药物配伍禁忌的问题，而最后用肝素溶液封管（SASH-S：生理盐水，A：药物注射，S：生理盐水，H：肝素溶液）。

（2）封管液量：为了达到适当的肝素化，美国静脉输液护理学会（INS）推荐封管液量应是"导管 + 辅助延长管"容积的 2 倍。通常小儿为 0.5～1 mL。封管液量应足够用于彻底清洁导管壁，这对于采血或输注药物后尤为重要。

（3）正压封管：在封管时必须使用正压封管技术，以防止血液回流入导管尖端，导致导管阻塞。在注射器内还有最后 0.5 mL 封管液时，以边推注药液边退针的方法，拔出注射器的针头。在封管后夹闭延长管系统以保证管内正压。

（4）注射器选择：严禁使用＜ 10 mL 的注射器，因为＜ 10 mL 的注射器可产生较大的压力，如遇导管阻塞可致导管破裂。

（5）严禁使用用于放射造影的注射泵。

5. 导管拔除

一般情况下，拔除导管非常简便。平行静脉方向，捏住导管尾部，沿直线向外拉，每次 5～10 cm。当拔管遇有阻力时，可暂时固定导管，实施热敷，直到导管松动，最终拔除导管为止。

6. 并发症及其防治

（1）机械性静脉炎

a. 原因：导管的型号和血管的粗细不匹配；穿刺侧肢体过度活动；导管的材料过硬；穿刺者技术不熟练；导管尖端位置异常；患儿状况不佳；进入头静脉。

b. 预防：熟练穿刺技术；合理选择导管型号；避免直接触碰导管。

c. 处理：休息时抬高患肢；避免剧烈活动；轻微活动（提拳 / 松拳）；若 3 日后未见好转或加重，应拔管。固定导管；热敷、患肢抬高，并监测 24～48 h；如果症状和体征持续时间超过 48 h，考虑移除导管。

（2）化学性静脉炎

a. 原因：刺激性药物、pH 或渗透压超出正常范围、不合理的药物稀释、输注速度过快、微粒、导管留置时间过长或导管尖端位置异常。

b. 预防：确认导管尖端位置；充分的血液稀释；合理的药物稀释；滤器的应用。

c. 处理：通知医师，拔管。

（3）细菌性静脉炎

a. 原因：洗手方法不正确；皮肤消毒方法不正确；未遵循无菌操作技术要求；穿刺时导管被污染；敷料护理不良。

b. 预防：严格无菌技术。

c. 处理：通知医师，根据原因处理，包括细菌培养、使用抗生素、拔除或更换导管。

（4）血栓性静脉炎

a. 原因：导管的型号和血管的粗细不适合（导管外周形成血栓）；穿刺时损伤血管内膜（血管内膜形成血栓）；封管技术不当（导管尖端及导管内形成血栓）。

b. 处理：热敷；尿激酶溶栓；拔管。

（5）穿刺点感染

a. 症状：分泌物，红、肿、痛，无全身症状。

b. 原因：未严格实施无菌技术；皮肤消毒不良；敷料护理不良；洗手技术差；免疫力低下。

c. 处理：严格无菌技术；遵医嘱给予抗生素治疗；加强换药；细菌培养。

（6）导管断裂

a. 原因：① 体外部分断裂。未预冲导管，撤导丝时划伤导管；固定或换药不当；高压注射。② 体内部分断裂。

送导管时镊子损伤导管或损坏的导丝划破导管。

b. 预防：不要用力冲管；使用至少10 ml注射器；正确固定；不要在导管处缝合或使用缠绕胶带；避免使用利器。

c. 处理：① 体外部分断裂时修复导管，拔管。② 体内部分断裂时，快速反应处理：加压固定导管，用手指按压导管远端的血管或立即于上臂腋部扎止血带，患儿制动，确定位置，行静脉切开术，取出导管。

（7）导管移位

a. 症状：滴速减慢，输注泵警报，无法抽到回血，外面导管长度增加，输液时疼痛，神经异常。呼吸困难，听觉异常。

b. 原因：过度活动，胸腔压力的改变，不正确的导管固定。

c. 预防：妥善固定，确保导管尖端位置在上腔静脉。

d. 处理：观察导管功能，通知医师，X线片定位，不要重复插入外移导管，更换导管。

（8）导管阻塞

a. 症状：给药时感觉有阻力，输注困难，无法冲管，无法抽到回血，输液速度减慢或停止。

b. 原因：药物配伍禁忌，药物之间不相溶，未经盐水冲管就用肝素封管；脂肪乳剂沉淀引起管腔阻塞；导管顶端贴到静脉壁；因患儿体位使导管打折；静脉血管内膜损伤。

c. 预防：尽量减少穿刺时静脉损伤；采用正确的封管技术；输注脂肪乳剂应定时冲管；注意药物间配伍禁忌。

d. 处理：检查导管是否打折，患儿体位是否恰当；并确认导管尖端位置正确；用10 mL注射器缓慢回抽，血凝块是否能抽出（不可用暴力推注清除凝块，否则可致导管破裂或栓塞）；酌情拔管。

三、中心静脉穿刺

（一）穿刺部位选择

1. 选择穿刺部位时应考虑到导管留置时间和出现潜在并发症的因素。

2. 适用于放置中心静脉导管的静脉包括锁骨下静脉和颈内静脉。应尽可能避免选择股静脉穿刺作为中心静脉导管置管。

3. 穿刺部位的选择应参照不同穿刺产品的具体操作说明决定。

（二）置管原则

1. 中心静脉置管属于医疗行为，必须由医师而非护士操作。放置导管过程中应严格执行无菌操作和标准预防措施。穿刺后应确认导管的尖端位于上腔静脉内。

2. 环境准备应按外科小手术的要求进行。

（三）置管流程

1. 锁骨下静脉穿刺

（1）穿刺点选择：右锁骨下静脉穿刺点一般选择在锁骨与第1肋骨相交处，即大致等于锁骨内1/3和中1/3交界处，锁骨下缘以下1～2 cm处，也可由锁骨中点附近进行穿刺。左锁骨下静脉穿刺点可较右侧稍偏内，可在左侧锁骨内1/3～1/4处，沿锁骨下缘进针。在该处穿刺，可在较近距离内进入静脉。

（2）患儿体位：最好取头低足高仰卧位，垫高肩部。床脚抬高15°～25°，有利于提高静脉压。

（3）常规消毒（消毒范围以穿刺点为中心，周围10 cm）

铺巾。局部麻醉后,在上述穿刺点进针,抽到回血后插入导引钢丝(插入应无阻力),插入后送入导管。

(4)拔除导引钢丝,再次抽回血,确定导管在血管内,接肝素帽或与输液管道连接。

(5)固定夹固定导管,穿刺局部以无菌敷料覆盖。

2. 颈内静脉穿刺

(1)穿刺点选择:颈静脉三角顶点、25°～30°进针,紧贴胸锁乳突肌锁骨头内缘。

(2)患儿体位:仰卧肩枕位,头转向穿刺对侧,必要时肩后垫高,头低位15°～30°。

(3)常规消毒(消毒范围以穿刺点为中心,最大限度进行消毒)铺巾。局部麻醉后,于颈静脉三角顶点穿刺进针。进针方向与胸锁乳突肌锁骨头内侧缘平行穿刺,进针深度以针尖不超过锁骨为度,边进针边抽回血,见回血后,插入导引钢丝(插入应无阻力),插入后送入导管。

(4)拔除导引钢丝,再次抽回血,确定导管在血管内,接肝素帽或与输液管道连接。

(5)固定夹固定导管,穿刺局部以无菌敷料覆盖。

四、置管后护理

1. 护理原则:要求接触中心静脉导管的护士必须具备有关使用和维护导管的知识和能力。

2. 敷料更换

(1)目的:减少导管相关性感染的可能性。

(2)用物准备:含 0.5% 以上有效碘的皮肤消毒剂,棉球若干,透明敷料(10 cm×12 cm),弯盘,药碗,镊子2把,治疗盘,无菌纱布若干。

3. 注意事项

（1）严格遵守无菌操作及消毒隔离制度。

（2）操作者严格遵照"六步洗手法"清洁双手。

（3）更换敷料前应先对穿刺点进行评估，是否有触痛及感染征象。

（4）撕敷贴时，注意应顺着穿刺方向，切勿沿导管反向撕除，以免导管移位。

（5）更换敷料时，避免触摸穿刺部位，以防污染。

（6）消毒范围应达到15 cm×15 cm以上，以CVC穿刺点为中心，由内向外螺旋式消毒3次。

（7）无张力粘贴敷料，注意穿刺点应正对透明敷料中央；轻捏透明敷料下导管接头突出部位，使透明敷料与接头和皮肤充分黏合；用指腹轻轻按压整片透明敷料，使皮肤与敷料充分接触；一边移除边框一边按压透明敷料边缘（建议在夏天或对出汗较多的患儿使用高通透性的薄膜）。

（8）在透明敷料的标签纸上标注更换敷料时间，并将标签贴于敷料边缘。

（9）每隔3～4 d更换一次敷料，如敷料有潮湿、污染情况，或敷料一旦被揭开，立即更换。

4. 导管使用注意事项

（1）严格遵守无菌操作及消毒隔离制度。

（2）操作者严格遵照"六步洗手法"清洁双手。

（3）每次输液前，应用消毒液消毒肝素帽的接口处。肝素帽应每周更换。

（4）输液前，必须抽回血，再输注药物，严禁用力推注，以防血栓意外。

（5）输液后，用20 mL生理盐水脉冲式冲导管。

（6）为防止栓塞，在输注高张溶液或静脉推药后，用生理盐水脉冲式冲导管。

（7）长时间连续输注TPN应每6～8 h用20 ml生理盐水脉冲式冲导管1次。

5. 并发症及防治

（1）堵管

a. 原因：① 输注的液体过于黏稠；② 输液结束时未做到正压、脉冲封管；③ 患儿自身处于高凝状态。

b. 临床表现：通常表现为液体输注或推注困难，输注泵持续高压报警。

c. 处理：① 对于过于稠厚的液体例如脂肪乳剂等，可与其他液体一同输注。② 发生血凝性堵管时，严禁用力推注，防止血栓意外。应用生理盐水回抽血块弃去，再用含肝素的液体冲导管。如无法再通应立即拔除导管。③ 患儿如处于高凝状态则应给予相应的对症治疗。

（2）滑脱

a. 原因：敷料固定不牢固，患儿大幅度运动等外力因素。

b. 临床表现：导管滑出体外或穿刺点周围肿胀、渗液。

c. 处理：① 立即通知医师拔除中心静脉导管。② 用无菌纱布按压穿刺点。

（3）渗血

a. 原因：穿刺者操作不当，患者有凝血功能障碍等。

b. 临床表现：穿刺点持续或间歇渗血。

c. 处理。① 渗血严重者使用纱布敷料，以便观察穿刺点并可降低成本；② 纱布敷料必须每日更换，如有渗血污染必须立即更换；③ 有凝血功能障碍的患儿要给予对症治疗。

（4）导管相关性感染

a. 原因：穿刺点污染，导管接头污染，静脉滴注的药物污染。

b. 临床表现：患儿突然出现发冷发热，体温骤然升高（达39～40℃），没有其他感染源。

c. 处理：立即拔除中心静脉导管；给予相应的降温治疗及应用抗生素；拔除的导管应做导管尖端培养，指导临床用药。

第三节　肠外营养相关并发症

一、导管相关并发症

1. 机械性并发症：均与放置中心静脉导管有关。常见的有气胸、血胸、动脉损伤、神经损伤、胸导管损伤、空气或导管栓塞、静脉血栓形成等。空气栓塞可发生在置管过程中，或是液体走空、导管接头脱开之时，一旦发生极为危险。为减少这类并发症的发生，穿刺置管时需注意患儿的体位、掌握局部解剖知识及规范的置管操作。发生这类并发症后需立即拔除导管，积极治疗并发症，从其他静脉另行置管。

2. 感染性并发症：主要是导管性败血症，是肠外营养时最常见、最严重的并发症。可因穿刺时未严格执行无菌技术、导管护理不当、营养液细菌污染、导管放置时间过长或患儿存有感染病灶引起。在肠外营养实施过程中，如果突然出现寒战、高热，而无法用其他病因来解释时，则应考虑导管败血症已经存在。应立即弃去营养液及输液管道，拔除深静脉导管，并做深静脉导管头及血培养，重新建立周围静脉通路输入新的液体。多数患儿在上述处理后体温逐渐恢复正常，无须使用抗生素。若发热不退且血培养阳性，则应根据药敏试验选用抗生素。预防的措施为严格执行无菌穿刺插管技术、保持导管出口处皮肤干燥、定时每日消毒穿刺导管周围皮肤、避免导管采血或输血、注意更换输液系统时的无菌操作等。

3. 中心静脉导管拔除意外综合征：该并发症主要累及心、肺及中枢神经系统，会出现难以解释的严重临床症状。预防的措施有在拔管前注意使患者取仰卧位或垂头仰卧位，当患儿有脱水症时应避免拔管，导管拔出时嘱患者屏住呼吸，同时注意夹闭导管腔或用手指压在拔管的皮肤切口上，但要避免过度按压或用力摩擦颈动脉，切口处涂抗生素软膏，并嘱患儿静卧 30 min。

二、代谢性并发症

1. 急性代谢性并发症：常见有水电解质紊乱、高血糖、低血糖、高血钙、低磷血症、肝脂肪变性等。

（1）营养素缺乏：长期肠外营养时，任何必须营养素的缺乏都是有害的。最常见的缺乏有：必需脂肪酸（主要是亚油酸）、锌、铜、铬，或水溶性维生素。特别要强调的是低血糖、低磷血症（可能致死）、低钾血症、维生素 B_1 缺乏导致急性 Wernickes 脑病，低血镁见于供给不足，高血镁常见于肾功能不全时。低血磷则可见于未成熟儿。肾功能不全的患儿易发生锌及铬中毒。胆道阻塞患儿可发生铜或锰中毒。均应及时纠正。

（2）高血糖和高渗性非酮症性昏迷：多见于早产儿、新生儿及肾脏、中枢神经系统疾病患儿于 TPN 初期易出现葡萄糖不耐受；低血糖见于 TPN 期间特别是婴幼儿突然中断或减慢输注营养液速度，30 min 内血糖水平即可明显下降，多与长期滴入高浓度葡萄糖所致的适应性胰岛素分泌增加有关，表现为头痛、出汗、烦渴、感觉异常、定向力障碍、甚至抽搐、昏迷。一旦发生低血糖＜2.5 mmol/L，可用25%～50%葡萄糖液每次1～2 ml/kg静脉注射，直至症状消失，监测血糖、尿糖、逐渐增加葡萄糖浓度，维持匀速输注等，可避免糖代谢紊乱。

（3）脂肪乳剂用量过多：引起高三酰甘油血症、氨基酸过量致氮质血症、高钙血症以及维生素D过量。

（4）二氧化碳潴留：单位时间内输注过多葡萄糖可使机体耗氧及二氧化碳生成增加，故有慢性阻塞性肺部疾病及有二氧化碳潴留患儿应适当减少葡萄糖用量。唯一有效的预防方法是认真评估患儿情况，在肠外营养早期阶段（3～5 d）常量营养素逐步增加至足量，仔细并定期监测。

2. 慢性代谢性并发症：发生机制复杂，常见有肠外营养相关性肝病（parenteral nutrition-associated liver disease, PNALD）、肠萎缩和肠功能障碍、代谢性骨病等。

（1）肠外营养相关性肝病：常发生于短肠综合征剩余小肠长度不足30 cm、结肠不完整、缺乏胆盐循环（末端回肠或回盲瓣切除者），频繁导管感染，小肠细菌过度生长、无任何肠内营养或过度喂养者。① 肝脏脂肪变性是TPN中常见并发症，伴有转氨酶升高和肝脏增大（超声检查显示肝脏回声增强）。主要是由过度喂养引起，尤其是葡萄糖过量。降低热量摄入也可减少此并发症。② 肝脏胆汁瘀积是严重并发症，可能发展为肝硬化和肝衰竭，儿童和肝功能不成熟的新生儿较常见，表现为黄疸、高胆红素血症、血浆中γ-谷氨酰胺转移酶和碱性磷酸酶升高，组织学上出现门脉及其周围胆汁瘀积和广泛纤维化，终末期出现肝硬化表现。③ 胆石症和胆囊炎，因胆囊运动减少，胆汁成分改变，胆汁瘀积发展而来，给予胆囊收缩素、少量饮食、肠内营养可刺激胆囊收缩，防治该并发症。

（2）代谢性骨病：肠外营养相关骨病伴有骨钙丢失、血清碱性磷酸酶升高、高钙血症、骨痛甚至骨折。病因包括骨骼长期固定伴骨的脱矿物质作用、磷摄入过低、TPN中氨基酸过量、缺乏镁、肝素或糖皮质激素的使用、钙和维生素D摄入不足等。目前还未明确如何预防该并发症，但增加磷和镁的摄入、交替摄取维生素D和足量的钙以及运动可能有用。

第四节　肠外营养的配置与监测

一、肠外营养的基本管理

当患儿无法正常经肠道摄取营养或者摄入不足，应考虑通过完全或部分肠外营养供给热量液体营养素。肠外营养液按照制剂类型的不同可分为全合一营养液以及二合一营养液，营养液内的主要成分包括葡萄糖、脂肪乳、氨基酸、维生素、电解质、多种微量元素等各种营养素制剂混合配制而成。肠外营养液在使用过程中容易发生并发症，除了患儿方面的因素以外，还因为肠外营养液配置过程中需要使用到各类制剂的种类较多，不同的药物制剂可能受到药物配伍禁忌及药物稳定性、生物安全性等对营养液的质量造成影响，同时，操作人员因配置技术的影响，如药液混合顺序不当，则会造成营养液出现浑浊、沉淀、凝聚、乳析等现象发生，如未按照无菌操作原则进行配置，配置环境不达标等，均会影响肠外营养液的安全使用。

肠外营养液的配置从环境到人员均需要安全管理，主要包括配置环境温湿度适宜，环境卫生符合要求，设施设备达标，操作人员经过专业培训并定期考核。

《静脉用药集中调配质量管理规范》要求，肠外营养液集中在静脉用药调配中心调配与供应。静脉用药调配中心总体设施和布局满足配液洁净度需求，静脉用药调配室温度在18～26℃，相对湿度在35%～75%，保持一定量的新风。配置前后需要对配置环境清洁消毒，定期做好环境卫生学监测。

通常需要在药剂科的静脉配制中心进行配制，那有空气层流装备的洁净房间，专业人员和技术，严格有效的配制顺序和制度，有资质的药剂师需要按照药典并严格执行GMP（Good Manufacturing Practice）有关制度。TPN渗透压常＞900 mmol/L，不适用于外周静脉，因此必须使用中心静脉置管，并使用输注泵控制速度可增加耐受性。全合一的混合液由多达50多种化学成分组成，其稳定性有限，必须及时配制及时使用，全合一的混合液需要在袋体上做好完整标签，避免医疗差错。

二、肠外营养的配制

（一）环境要求

按照静脉用药集中调配质量管理规范的要求医院，医疗机构应设置静脉用药调配中心，对肠外营养液进行集中统一配置。配制室根据功能需求应设有工作区域包括排药准备间、审方打印间、成品核对包装间、一次更衣间、二次更衣间、药物配制室、二级药库、缓冲间，相关辅助区域包括生活间、卫生间、办公间、工具间等。准备间、缓冲间、配置间均为洁净区，洁净级别为1万级，配制间面积不小于20 m²，百级水平层流净化工作台。配制间需保持清洁，配置操作前后需用含氯消毒剂对操作台面、四壁、配制间的平面等进行擦拭。

（二）人员要求

静脉用药集中调配工作人员应接受岗位相关专业知识培训，考核合格并且进行健康体检后方能上岗。操作时必须严格遵循无菌操作原则，在日常工作中，需定期对工作人员进行相关专业知识和技能的再培训和考核。

（三）配置要求

配置操作应一次性不间断地完成，并不断轻摇一次性肠外营养输液袋，使配制药物混合均匀，配置完毕后尽可能排尽袋中空气，悬挂观察是否有开裂、渗漏、沉淀、异物、变色等异常情况。

三、肠外营养的质量检测

肠外营养液需要按照规范进行配制，所有营养成分混合以后同时输注时，在混合过程中和储藏过程中，各种营养成分相对原来的单一制剂稳定性有所下降，使患儿在实际输入营养液过程中营养成分含量未达到需求，不同营养成分之间发生配伍禁忌，对患儿的身体造成损害，甚至威胁生命。因此，需要对实用肠外营养液进行质量检测，以保证患儿得到合理的治疗效果。

为保证肠外营养液的质量，在配置过程中应注意不得将电解质、微量元素直接加入脂肪乳剂内，磷酸制剂和钙剂未经充分稀释不能直接混合,为减少无机磷酸盐(如复合磷酸氢钾注射液)与钙盐(如葡萄糖酸钙和氯化钙)形成沉淀的可能,应在配置之初先加入磷酸盐,在加入脂肪乳剂前先加入钙盐,行目视检查确认无问题最后再加入脂肪乳。考虑到脂肪乳剂会造成遮蔽视线的效果,因此在加入脂肪乳前,应对三升袋内配置的液体进行目视检查。肠外营养液的成分复杂,不推荐加入肠外营养液成分之外的任何药物,以免造成肠外营养液的沉淀和药物稳定性的破坏。

全合一的肠外营养液稳定性是使用肠外营养技术的关键,其稳定性的影响因素主要来源于脂肪乳,而影响脂肪乳稳定性的因素包括有营养液的pH、温度、渗透压、电解质浓度及放置的时间等。配置好的营养液在室温下放置24 h脂肪颗粒不会被破坏,如暂时不能使用,可置于4℃的冰箱内放置,建议现配现用。

药师承担确保肠外营养液安全有效地输注给患儿的重要职责。配置人员必须执行"三查七对"制度,检查配置所需的药物、用物等是否在有效期内;配置过程中,严格按照无菌操作技术的原则进行配置,保证营养液的安全及无菌;配置好的肠外营养液成品,应肉眼检查是否存在变色、沉淀等情况,再次复核药物配制处方和标签确保成品质量。

保证肠外营养液安全性和有效性的同时,不主张在混合的营养液中添加其他药物。也不宜在输入营养液的管路中加入其他药物。必须加入时,确保为可配伍时再加入营养液中,尽可能通过Y型管或者侧管加入,而不直接加入肠外营养液中。注意输液速度,要求配置好的成品在24 h内均匀输入。建议使用输液泵,切忌短时间内大量输入。

肠外营养治疗过程中,其并发症的监测也是治疗过程的中重要环节之一。肠外营养并发症主要包括三类：① 与中心静脉导管相关的并发症；② 与代谢性疾病有关的并发症；③ 其他组织系统的并发症。中心静脉导管相关并发症包括有感染、阻塞、中心静脉血栓、肺栓塞、意外损伤等。代谢性并发症包括有电解质、无机盐、葡萄糖、必需脂肪酸、维生素和微量元素的失调。肠外营养液和潜在疾病可损伤其他组织，导致肝胆疾病、代谢性骨病和生长障碍等。

参·考·文·献

[1] 中华医学会肠外肠内营养学分会儿科协作组.中国儿科肠内肠外营养支持临床应用指南.中华儿科杂志,2010,48(6)436-441.

[2] 中华医学会肠外肠内营养学分会药学协作组.规范肠外营养液配制.中华临床营养杂志,2018,26(3):136-147.

[3] 欧洲儿科胃肠肝病与营养学会,欧洲临床营养与代谢学会,欧洲儿科研究学会,中华医学会肠外肠内营养学分会.儿科肠外营养指南(2016版)推荐意见节译.中华儿科杂志,2018,56(12):885-896.

[4] 广东省药学会.肠外营养临床药学共识(第2版).今日药学,2017,27(5):290-303.

[5] 蔡威.儿科临床营养支持[M].上海：上海交通大学出版社.2019,6.

[6] 冯杰雄,郑珊.小儿外科学[M].北京：人民卫生出版社.2009:5.

[7] 卫生部.静脉用药集中调配质量管理规范[EB/OL].2017-05-21.

[8] 中华医学会肠外肠内营养学分会儿科协作组.中国儿科肠内肠外营养支持临床应用指南.中华儿科杂志,2010,48(6)436-441.

[9] 蒋朱明,于康,蔡威.临床肠外与肠内营养(第2版)[M].北京：科学技术文献出版社,2010:4.

［10］中国医师协会.临床技术操作规范——临床营养科分册(2010版).北京：人民军医出版社,2010.

［11］中华医学会.临床诊疗指南——肠外肠内营养学分册(2008版).北京：人民卫生出版社,2008.

儿童营养概述

第一节 婴幼儿喂养

婴幼儿喂养，尤其是出生后最初 6 个月的纯母乳喂养，是儿童营养的重要基础。保护、支持和促进婴幼儿时期的合理喂养，是控制和降低营养不良的关键措施。婴幼儿时期喂养主要包括母乳喂养、辅助食品（以下简称"辅食"）添加及辅食营养补充、特殊情况下的喂养指导等。世界卫生组织（WHO）推荐的婴幼儿最佳喂养方式为从出生到 6 月龄的纯母乳喂养，此后继续母乳喂养至 2 岁或 2 岁以上，同时自婴儿 6 月龄开始，及时、合理、适量且安全地添加辅食和进行辅食营养补充，以满足婴幼儿的营养需求。

一、保护、促进和支持母乳喂养

（一）母乳喂养对孩子的重要性

1. 母乳中含有充足的热量和营养素，为孩子提供适量、合理的蛋白质、脂肪、乳糖、维生素、铁和其他矿物质、酶和水，且更容易消化吸收。它可以为 6 个月以下的孩子提供所需要的全部营养，为 6～12 个月的孩子提供一半的营养，为 12～24 个月的孩子提供 1/3 的营养。

2. 母乳中含有足够的水分，即使在非常干燥和炎热的气候下也可以满足孩子的需要。

3. 母乳更卫生，且含有许多抗感染的物质，可以保护儿童免受包括腹泻、肺炎和中耳炎在内的多种感染性疾病的影响。

4. 母乳喂养的孩子不易患糖尿病、心脏病、湿疹、哮喘、类风湿关节炎和其他过敏性疾病，而且可以预防肥胖。

5. 母乳喂养可增进孩子和母亲之间的情感联系，并给予孩子温暖和关爱。

6. 母乳喂养可增强大脑发育、视觉发育和视力，为学习做准备。母乳喂养的孩子已被证明具有较高的智商（IQ）、语言学习能力和数学/计算能力。

（二）母乳代用品在婴儿喂养中的问题

通常利用牛奶、大豆等制品加工成婴幼儿配方食品（奶粉），并参照母乳成分调整营养素含量，添加多种微量营养素（如矿物质和维生素），但是与母乳相比，母乳代用品中的蛋白质、脂肪及碳水化合物的质量差别无法改变，奶粉中还缺乏母乳中存在的天然抗感染因子和生物活性因子。婴幼儿配方奶粉生产过程中还可能存在安全问题。母亲因疾病等情况不能用母乳喂养婴儿时，可以用母乳代用品。

（三）开奶时间、喂养频率及时长

1. 产后最初几天对于成功、持续母乳喂养十分重要。分娩后给新生儿第一次哺喂母乳的时间称为开奶。开奶时间越早越好，健康母亲产后 1 h 即可开奶。最初几日，分泌少量的淡黄色乳汁，称为初乳。母亲每日分泌的初乳量为 45 mL 左右，新生婴儿的胃容量约为 5 mL，因此初乳完全能满足新生儿所需的全部营养。大多数母亲会在分娩2～3日后开始分泌更多的乳汁。最初数周,吮吸越多母乳分泌就越多,夜间哺喂母乳更能促进乳汁分泌。

2. 母婴同室、按需喂养。母婴同室可以方便母亲随时给孩子哺乳。当孩子有饥饿表现时,母亲应立即哺乳。孩子在饥饿时可能有如下表现:从睡眠中醒来,转动脑袋,好像是在寻找乳房一样,吮吸其手、嘴唇或舌头,哭闹等。喂奶次数开始时1～2 h 1次,以后2～3 h 1次,逐渐延长至3小时左右1次,3个月后夜间睡眠逐渐延长,可以省去一次夜奶,喂哺次数每日应不少于8次,6个月后随着辅食添加,哺乳次数可逐步减少。

3. 根据孩子的情况可在不同时间母乳喂养。每个孩子每次喂奶持续的时间可不同,例如,一些母亲可在5 min内完成一次喂奶,但有些母亲可能需要20 min或更长时间。

4. 推荐每次母乳喂养时让孩子先吮吸/吸空一侧乳房。每次母乳喂养时让孩子先吸空一侧乳房,然后母亲可观察孩子是否想要吮吸对侧乳房。当母亲下次进行母乳喂养时,便可从另一侧乳房开始。每次轮换开始吮吸乳房有助于母亲的双侧乳房都能继续分泌乳汁。

5. 如何观察母乳喂养良好? 可以参考孩子的大小便情况和生长发育指标。喂养适当,则应在出生后约3日内排空胎便,并逐渐转为正常大便。出生4日后,大多数婴儿每日排便3次或更多,且排便时间通常与哺乳时间同步。到出生后第5日,大便应为浅黄色并有颗粒物。胎便排出延迟表明乳汁生成延迟或无乳汁生成、哺乳管理不佳、乳汁排出不畅,罕见情况下可能有囊性纤维化相关的肠梗阻。小便一般出生后第1个24 h中排尿1次,之后24 h中增加至2～3次,第3日和第4日为每日4～6次,第5日及之后为每日6～8次。排尿次数减少,尿液呈深黄或橙色,或尿布中有砖红色尿酸盐晶体时,通常表明婴儿的液体摄入量不足,如增加液体摄入量后这种状况仍不能得到改善,应及时就医。婴儿出生后体重减轻是正常现象(生理性体重减轻),预计下降比例为出生体重的5%～7%。正常婴儿出生后5日左右随着吃奶量的增加会停止体重下降,出生后1～2周龄时体重通常会恢复至其出生时的水平。一般在3～4月龄时达到出生体重的2倍,一个1岁时母乳喂养并合理添加辅食的婴儿,体重是出生体重的2.5～3倍。但是除了看当前的体重值之外,还要连续监测婴儿的体重变化,并将体重值标在生长发育曲线(建议用WHO2006版)上,绘制婴儿"生长发育曲线",通过生长变化趋势判定喂养状况是否合理。

6. 母乳储存的条件和时间

(1)挤奶一般有两种方法,手工挤奶和吸奶器吸奶。① 手工挤奶是用双手拇指和示指放在乳晕后方朝向胸壁按压,然后有节律地朝乳头方向挤压,母亲也可以在婴儿吸吮母乳时采用这一节律性挤压来促进乳汁排出。② 吸奶器吸奶,建议使用手动或电动吸奶器帮助吸奶,尤其是模拟泌乳过程的电动吸奶器,乳母可根据自己的感觉调整吸奶的频率和强度,使吸奶的过程不易造成乳房损伤。③ 母亲要根据孩子的月龄和对奶的需求量相应地安排挤奶频率和时长,通常情况下,挤奶次数是随着孩子月龄的增加而减少的。

(2)挤出的母乳在不同条件下贮存时间不同,室温25～27℃下可贮存3 h,冷藏室贮存3日,冷冻室贮存不超过3个月。解冻、加热从冷冻室或冷藏室取出的母乳时务必要缓慢,不要用微波炉来解冻或加热母乳,可以通过流动的水或放在冷藏室过夜来解冻，再把奶瓶放进装有温水的容器里。

二、辅食的添加

（一）辅食添加初始阶段

初始阶段是抚养者尝试让婴儿感受辅食、接受辅食和练习咀嚼、吞咽等摄食技能的过程。

1. 继续母乳喂养：强调母乳喂养的重要性，母乳充足者不要用婴儿配方奶替代母乳。每日为婴儿提供约800～1 000 mL的奶量。

2. 辅食种类：初始阶段添加的辅食，应是容易吞咽和消化，不容易导致过敏的食物。强化铁的谷类食物，蔬菜类如白萝卜、胡萝卜、南瓜、西红柿、菠菜泥等均是常见的选择；水果类常见的有苹果、香蕉、梨子、木瓜泥等。从婴儿6个月开始，推荐应用辅食营养补充品（营养包）。

3. 食物质地：米粉可用乳汁或温水调制成泥糊状，避免过稀或过稠；蔬菜、水果处理后均捣成泥状，方便吞咽。喂时用勺子将食物送在婴儿舌体的前端，让婴儿自己通过口腔运动把食物移动到口腔后部进行吞咽；避免把食物直接送到舌体后端，否则容易造成卡噎或引起恶心、呕吐。

4. 餐次食量：开始每日1次，每次1～2勺米粉或蔬菜、水果泥。每次只添加一种，注意观察婴儿添加辅食后的反应。观察5～7 d无不良反应后再添加另一种辅食。随时间推移，逐渐增加到每日2～3小餐。

（二）辅食添加第二阶段（7～9个月）

这个阶段婴儿多数已经萌出了切牙，具有一定的咀嚼、吞咽能力、消化能力也在提高。进一步增加儿童辅食添加的种类和数量,达到代替1～2次母乳的程度。

1. 继续母乳喂养:每日母乳喂养至少3～4次,为婴儿提供700～800 mL的奶量。

2. 辅食种类:在前期辅食的基础上,适当增加谷薯类食物、蔬菜和水果的种类;注意食物的能量密度和蛋白质的含量,富铁食物、深色蔬菜优先。高蛋白质食物包括动物性食物如蛋黄、畜禽类、鱼类和豆类食物。根据辅食种类搭配或烹制需要可添加少许油脂,以植物油为佳,数量应在10 g以内。推荐应用辅食营养补充品(营养包)。

3. 食物质地:从泥状逐渐过渡到碎末状的食物,相应适当增加食物的粗糙度,可给8个月婴儿提供一定的手抓食物以锻炼婴儿咀嚼和动手能力。婴儿9个月后基本可用杯子进食液体食物。

4. 餐次食量:每日辅食喂养2次。谷薯类食物,动物类、豆类食物。此时,婴儿具备了一定的手眼协调能力,为其提供手抓进食的机会,提高婴儿自主进食的兴趣和积极性。

(三)辅食添加第三阶段(10～12个月)

通过前两个阶段的辅食添加,婴儿已经适应了多数常见食物并且达到了一定进食数量,手眼协调摄取食物的能力得到发展,口腔咀嚼、翻动、吞咽食物的能力更加熟练。该阶段应进一步强化喂养模式,培养良好的饮食习惯。

1. 继续母乳喂养:每日母乳喂养不少于2～4次,提供600～700 mL的奶量。

2. 辅食种类:继续添加各种谷类食物、豆类食物、动物性食物、畜禽类、鱼类食物以及常见蔬菜和水果等食物。油脂的量在10 g以内。推荐应用辅食营养补充品(营养包)。

3. 食物质地：婴儿长出了较多的乳牙，能处理更多粗加工食物。由泥状、碎末状食物逐渐过渡到碎块状、指状食物，但要避免进食不容易弄碎或过滑的食物，以免引起窒息或其他意外。

4. 餐次食量：根据婴儿需要增加进食量。让婴儿与家人同桌吃饭，在父母帮助下练习用勺进食，用杯子喝水，让进餐过程变得有趣，增强婴儿进食的积极性和主动性。

(四)辅食添加第四阶段(12~24个月)

多数幼儿1岁后乳磨牙开始萌出，咀嚼能力明显提高，也具备了较好的运动协调能力、一定的认知能力和自控能力，该阶段是进一步锻炼自主进食能力、培养巩固良好饮食习惯的重要时期。

1. 继续母乳喂养：提供奶量400~600 mL，母乳不足时或已经没有母乳者，以适合幼儿年龄段的配方奶作为替代。也可摄入一定量的鲜牛奶、酸奶等。

2. 辅食种类：普通食物(辅食)已经占据食量的一半以上，逐步成为儿童食物的主体。除了前述谷薯类、动物类、蔬菜和水果类普通食物外，一些容易引起过敏的食物包括鸡蛋白、贝壳类(如虾、蟹)、花生和坚果类(如杏仁、腰果和核桃)等食物已经可以尝试添加，但要适当粉碎加工，方便食用，并注意观察幼儿添加后的反应。注意口味清淡，每日油脂的量不高于15 g，食盐量低于1.5 g，避免刺激性的食物。推荐应用辅食营养补充品(营养包)。

3. 食物质地：尝试各种较大块的家常食物以进一步锻炼幼儿咀嚼、吞咽能力。但此时幼儿牙齿、咀嚼和吞咽能力尚在发育过程中，食物的质地要比成人的食物相对松软一些,质地太硬的食物会引起咀嚼、吞咽困难。

4. 餐次食量:每日3餐,每餐1碗,另加餐2次(在2次正餐之间各加1次)。辅食数量大约是:每日谷物类3/4碗至1碗多,鸡蛋、红肉、禽肉、鱼肉6～8勺,蔬菜类和水果类各1/2～2/3碗。让儿童和家人同桌吃饭,培养进食节律和良好饮食习惯。鼓励幼儿用勺、手拿等方式自主进食,以期到2岁时幼儿能完全自主进食。进餐时间一般控制在20 min内,最长不超过30 min。避免吃饭时玩游戏、看电视等干扰活动。

第二节　学龄前儿童膳食

学龄前期儿童是指3周岁到6～7周岁入小学前的儿童。这一时期儿童的生长发育速率与婴幼儿相比略有下降,但仍处于较高水平,此阶段各器官持续发育并逐渐成熟,新陈代谢旺盛,对各种营养素需要量较高,合理营养、良好的饮食习惯不仅能保证他们的正常发育,也可为其成年后的健康打下良好基础。

一、营养素供给

不同食物所含的营养成分不同,比例也不一致,任何一种天然食物都不能提供人体所必需的全部营养素。饮食营养不均衡可能导致儿童不可逆转的生长和认知发育迟缓,降低学习能力,影响智力开发,成年后患肥胖、冠心病、高血压和糖尿病等诸多慢性疾病的风险加大。多种食物合理搭配组成的平衡膳食,一日三餐食物品种多样化,才能满足学龄前期儿童各种营养素的需要。《中国居民膳食指南》指出，3～6岁儿童基础代谢约为每千克体重每日耗能44 kcal。基础代谢的热量占总热量消耗的60%。学龄前男孩每日热量供给范围是1 350～1 700 kcal，女孩每日热量供给范围是1 300～1 600 kcal。

（一）食物多样，谷类为主

平衡膳食模式是最大程度上保障人体营养需要和健康的基础，食物多样是平衡膳食模式的基本原则。每日的膳食应包括谷薯类、蔬菜水果类、畜禽鱼蛋奶类、大豆坚果类等食物。建议平均每日摄入12种以上食物，每周25种以上。谷类食物是人体热量的主要来源，也是我国传统膳食的主要组成部分，可为儿童成长提供蛋白质、膳食纤维和B族维生素等。由于儿童的消化系统比成年人弱，应注意饮食粗细的合理搭配，建议常吃粗粮，但不能过多。为符合合理饮食，总碳水化合物供能占总热量消耗的50%～60%，推荐谷类摄入量为100～150 g。

（二）常吃鱼、禽蛋、瘦肉食物

鱼、禽、蛋和瘦肉等动物性食物是优质蛋白质、脂溶性维生素和矿物质的良好来源，动物蛋白质的氨基酸组成更适合人体需要，且赖氨酸含量较高，有利于补充植物蛋白中赖氨酸的不足。动物性食物优选鱼和禽类，鱼和禽类脂肪含量相对较低，鱼类含有较多的不饱和脂肪酸，有利于儿童神经系统的发育；蛋类各种营养成分齐全；吃畜肉应选择瘦肉，瘦肉脂肪含量较低。建议每日选择畜肉禽鱼类为50～75 g，蛋类为50 g。过多食用烟熏和腌制肉类可增加肿瘤的发生风险，应当少吃。

（三）多吃新鲜蔬菜和水果

蔬菜、水果提供给人体丰富的维生素和矿物质。其中，深色蔬菜，如小白菜、芹菜、菠菜、油菜、胡萝卜等，胡萝卜素含量高，而且是维生素的主要来源，并含有矿物质钙和铁。因此，学龄前儿童吃蔬菜，应以深色蔬菜为主。另外，浅色蔬菜也含有维生素C和矿物质，但含量不如深色蔬菜丰富。平时应鼓励学龄前儿童适当多吃蔬菜和水果，由于蔬菜和水果中所含有的营养成分并不完全一致，因此，不能相互替代。同时还要注意蔬菜水果品种、口味和颜色的变化，以引起儿童爱吃蔬菜水果的兴趣。建议每日摄入蔬菜为150～300 g、水果为150～250 g。

（四）每日饮奶，常吃大豆及其制品

学龄前儿童为正氮平衡，对蛋白质的需要高于成年人。蛋白质供能占总热量消耗的14%～15%，要保证优质蛋白质的供给量占总蛋白质的一半以上。大豆及其制品、奶及奶制品都是优质蛋白质的来源，牛奶是一种营养成分齐全、组成比例适宜，且是易消化吸收的天然食品，钙和优质蛋白质的含量丰富，且利用率也很好。建议学龄前儿童每日饮用350～500 mL的牛奶，每日摄入大豆及其制品为10～20 g。

（五）注意矿物质的摄入

矿物质和维生素的需要量也不容忽视，学龄前儿童骨骼生长发育迅速，此时需要补充大量的钙，学龄前儿童每日平均骨骼钙储留量为100 mg～150 mg，学龄前儿童钙的适宜摄入量为800 mg/d。奶及奶制品钙含量丰富，吸收率高，是儿童最理想的钙来源。

随着儿童肌肉组织的发育和造血功能的逐渐完善,对铁的需要量也高于成人,铁缺乏易引起缺铁性贫血,可导致患儿食欲下降、免疫力降低,甚至损害智力等。学龄前儿童铁的适宜摄入量12 mg/d,动物性食品中的血红素铁吸收率一般在10%或以上。动物肝脏、动物血、瘦肉是铁的良好来源。膳食中丰富的维生素C可促进铁吸收。

锌几乎参与人体内所有的代谢过程,锌缺乏或不足时可导致儿童生长迟缓、免疫力下降以及神经心理发育异常等。学龄前儿童锌的推荐摄入量为5.5 mg/d。锌最好的食物来源是贝类食物,如牡蛎、扇贝等,利用率也较高;其次是动物的内脏(尤其是肝)、蘑菇、坚果类和豆类;肉类(以红肉为多)和蛋类中也含有一定量的锌。

学龄前儿童碘的推荐摄入量为90 μg/d,使用碘强化食盐烹调的食物是碘的重要来源,含碘较高的食物主要是海产品,如海带、紫菜、海鱼、海虾、海贝类。学龄前儿童每周应至少吃1次海产食品。

维生素对促进儿童生长发育,保证儿童健康成长非常重要,5 岁以上儿童对维生素的需要量与成人相当。维生素A推荐摄入量为360 μgRAE/d,维生素D推荐摄入量为10 μg/d。

(六)膳食清淡少盐,正确选择零食,少喝含糖高的饮料

为了保护儿童较敏感的消化系统,避免干扰或影响儿童对食物本身的感知和喜好、食物的正确选择和膳食多样的实现、预防偏食和挑食的不良饮食习惯,儿童的膳食应清淡、少盐、少油脂,并避免添加辛辣等刺激性物质和调味品。建议学龄前儿童每日食盐不超过3 g,每日烹调油20～25 g。过多摄入添加糖可增加龋齿和超重发生的风

险,因此需限制含糖饮料及高糖、高脂零食的摄入,推荐每日游离糖的摄入量应不超过19 g。

二、饮食习惯注意事项

(一)规律就餐,自主进食不挑食,培养良好饮食习惯

学龄前儿童的合理营养应由多种食物构成的平衡膳食来提供,规律就餐是其获得全面、足量的食物摄入和良好消化吸收的保障。此时期儿童神经心理发育迅速,自我意识和模仿力、好奇心增强,易出现进食不够专注,因此要注意引导儿童自主、有规律地进餐,保证每日不少于3次正餐和2次加餐,不随意改变进餐时间、环境和进食量,培养儿童摄入多样化食物的良好饮食习惯,纠正挑食、偏食等不良饮食行为。

1. 合理安排学龄前儿童膳食

学龄前儿童每日应安排早、中、晚3次正餐,在此基础上还至少有2次加餐。一般分别安排在上、下午各1次,晚餐时间比较早时,可在睡前2 h安排1次加餐。加餐以奶类、水果为主,配以少量松软面点。晚间加餐不宜安排甜食,以预防龋齿。儿童膳食注意点:两正餐之间应间隔4～5 h;加餐与正餐之间应间隔1.5～2 h;加餐分量宜少,以免影响正餐进食量;根据季节和饮食习惯更换和搭配食谱。

2. 引导儿童规律就餐、专注进食

由于学龄前儿童注意力不易集中,易受环境影响,如进食时玩玩具、看电视、做游戏等都会降低其对食物的关注度,影响进食和营养摄入。尽可能给儿童提供固定的就餐座位,定时定量进餐;避免追着喂、边吃边玩、边吃边看电视等行为;吃饭细嚼慢咽但不拖延,最好在30 min内吃完;

让儿童自己使用筷、匙进食，养成自主进餐的习惯，既可增加儿童进食兴趣，又可培养其自信心和独立能力。

3. 避免儿童挑食偏食

学龄前儿童仍处于培养良好饮食行为的关键阶段，挑食、偏食是常见的不良饮食习惯。由于儿童自主性的萌发，对食物可能表现出不同的喜好，出现一时性偏食和挑食，此时需要家长或看护人适时、正确地加以引导和纠正，以免形成挑食、偏食的不良习惯。家长良好的饮食行为对儿童具有重要影响，建议家长应以身作则、言传身教，并与儿童一起进食，起到良好榜样作用，帮助孩子从小养成不挑食、不偏食的良好习惯。应鼓励儿童选择多种食物，引导其多选择健康食物。对于儿童不喜欢吃的食物，可通过变换烹调方法或盛放容器（如将蔬菜切碎，将瘦肉剁碎，将多种食物制作成包子或饺子等），也可采用重复小分量供应，鼓励尝试并及时给予表扬加以改善，不可强迫喂食。通过增加儿童身体活动量，尤其是选择儿童喜欢的运动或游戏项目，能使其肌肉得到充分锻炼，增加热量消耗，增进食欲，提高进食能力。此外，家长还应避免以食物作为奖励或惩罚的措施。

（二）每日饮奶，足量饮水，正确选择零食

儿童摄入充足的钙对增加骨量积累、促进骨骼生长发育，预防成年后骨质疏松有重要意义。目前，我国儿童钙摄入量普遍偏低，对于快速生长发育的儿童，应鼓励多饮奶，建议饮奶300～400 mL/d或相当量的奶制品。儿童新陈代谢旺盛，活动量大，水分需要量相对较多，总水量为1 300～1 600 mL/d，除奶类和其他食物中摄入的水外，建议学龄前儿童饮水600～800 mL/d，以白开水为主，少量多次饮用。零食对学龄前儿童是必要的，对补充所需营养有帮助。零食应尽可能与加餐相结合，以不影响正餐为前提，多选用营养密度高的食物如乳制品、水果、蛋类及坚果类等，不宜选用能量密度高的食品如油炸食品、膨化食品。

1. 培养和巩固儿童饮奶习惯

我国2～3岁儿童的膳食钙推荐量为600 mg/d，4～5岁儿童为800 mg/d。奶及奶制品中钙含量丰富且吸收率高，是儿童钙的最佳来源。饮用300～400 mL/d奶或相当量奶制品，可保证学龄前儿童钙摄入量达到适宜水平。儿童饮奶后出现胃肠不适（如腹胀、腹泻、腹痛）可能与乳糖不耐受有关，可采取以下方法加以解决：少量多次饮奶或吃酸奶；饮奶前进食一定量主食，避免空腹饮奶；改吃无乳糖奶或饮奶时加用乳糖酶。

2. 培养儿童喝白开水的习惯

建议学龄前儿童饮水600～800 mL/d，应以白开水为主，避免饮含糖饮料。儿童胃容量小，每日应少量多次饮水（上午、下午各2～3次），晚饭后根据情况而定。不宜在进餐前大量饮水，以免充盈胃容量，冲淡胃酸，影响食欲和消化。家长应以身作则养成良好的饮水习惯，并告知儿童多喝含糖饮料对健康的危害。同时家里常备凉白开水，提醒孩子定时饮用，家中不购买可乐、果汁饮料，避免将含糖饮料作为零食提供给儿童。由于含糖饮料对儿童有较大的诱惑，许多儿童容易形成对含糖饮料的嗜爱，需要给予正确引导。家庭自制的豆浆、果汁等天然饮品可适当选择，但饮后需及时漱口或刷牙，以保持口腔卫生。

3. 正确选择零食

零食是学龄前儿童全天膳食营养的补充，是儿童饮食中的重要内容，零食应尽可能与加餐相结合，以不影响正餐为宜。零食选择应注意以下几方面：① 宜选择新鲜、天然、易消化的食物,如奶制品、果蔬类等食物;② 少选油炸食品和膨化食品;③ 零食最好安排在两次正餐之间,量不宜多,睡觉前30 min不要吃零食。此外,还需注意吃零食前要洗手,吃完漱口;注意零食的食用安全,避免整粒的豆类、坚果类食物呛入气管发生意外,建议将坚果和豆类食物磨成粉或打成糊食用。对年龄较大的儿童,可引导儿童认识食品标签,学会辨识食品生产日期和保质期。

(三)食物应合理烹调,易于消化,少调料、少油炸

从小培养儿童清淡口味,有助于形成终生的健康饮食习惯。在烹调方式上,宜采用蒸、煮、炖、煨等烹调方式,尽量少用油炸、烤、煎等方式。对于3岁以下幼儿膳食应专门单独加工烹制,并选用适合的烹调方式和加工方法,应将食物切碎煮烂,易于幼儿咀嚼、吞咽和消化,特别注意要完全去除皮、骨、刺、核等;大豆、花生等坚果类食物,应先磨碎,制成泥糊浆等状态进食。

在为学龄前儿童烹调加工食物时,应尽可能保持食物的原汁原味,让儿童首先品尝和接纳各种食物的自然味道。口味以清淡为好,不应过咸、油腻和辛辣,尽可能少用或不用味精或鸡精、色素、糖精等调味品。每人每次正餐烹调油用量不多于2茶匙(10 mL)。优质食油含丰富不饱和脂肪,有助脂肪酸平衡,减少成年心脑血管疾病风险,可选用常温下为液态的植物油。应少选用饱和脂肪较多的油脂,如猪油、牛油、棕榈油等(常温下为固态的油脂)。长期过量食用钠盐会增加高血压、心脏病等慢性疾病的风险。为儿童烹调食物时,应控制食盐用量,还应少选含盐高的腌制食品或调味品。可选天然、新鲜香料(如葱、蒜、洋葱、柠檬、醋、香草等)和新鲜蔬果汁(如番茄汁、南瓜汁、菠菜汁等)进行调味。

（四）参与食物选择与制作，增进对食物的认知与喜爱

学龄前儿童生活能力逐渐提高，对食物选择有一定的自主性，开始表现出对食物的喜好。鼓励儿童体验和认识各种食物的天然味道和质地，了解食物特性，增进对食物的喜爱。同时应鼓励儿童参与家庭食物选择和制作过程，以吸引儿童对各种食物的兴趣，享受烹饪食物过程中的乐趣和成就。在保证安全的情况下，应鼓励儿童参与家庭食物的选择和制作，帮助儿童了解食物的基本知识和对健康的重要意义，增加对食物的认知，对食物产生心理认同和喜爱，减少对某些食物的偏见，从而学会尊重和爱惜食物。家长或幼儿园老师可带儿童去市场选购食物，辨识应季蔬果，尝试自主选购蔬菜。在节假日，带儿童去农田认识农作物，实践简单的农业生产过程，参与植物的种植，观察植物的生长过程，介绍蔬菜的生长方式、营养成分及对身体的好处，并亲自动手采摘蔬菜，激发儿童对食物的兴趣，享受劳动成果。让儿童参观家庭膳食制备过程，参与一些力所能及的加工活动如择菜，体会参与的乐趣。

（五）经常户外活动，保障健康生长

鼓励儿童经常参加户外游戏与活动，实现对其体能、智能的锻炼培养，维持热量平衡，促进皮肤中维生素D的合成和钙的吸收利用。此外，增加户外活动时间，可有效减少儿童近视眼的发生。学龄前儿童生长发育速度较快，身高、体重可反映儿童膳食营养摄入状况，家长可通过定期监测儿童的身高、体重，及时调整其膳食和身体活动，以保证正常的生长发育，避免消瘦和超重肥胖。

学龄前儿童每日应进行至少1 h的体育活动，最好是户

外游戏或运动,除睡觉外尽量避免让儿童有连续超过1h的静止状态,每日看电视、玩平板电脑的累计时间不超过2h。建议每日结合日常生活多做体力锻炼(公园玩耍、散步、爬楼梯、收拾玩具等)。适量做较高强度的运动和户外活动,包括有氧运动(骑小自行车、快跑等)、伸展运动、肌肉强化运动(攀架、健身球等)、团体活动(跳舞、小型球类游戏等)。减少静态活动(看电视、玩手机、电脑或电子游戏)。

第三节　学龄儿童膳食

学龄儿童是指从6岁到不满18岁的未成年人。学龄儿童生长发育迅速,对热量和营养素的需要量相对高于成年人。充足的营养是学龄儿童智力和体格正常发育,乃至一生健康的物质保障,因此,更需要强调合理膳食、均衡营养。学龄期也是饮食行为和生活方式形成的关键时期,家庭、学校和社会要积极开展饮食教育,培养儿童健康的饮食行为和生活方式。

（一）认识食物,学习烹饪,提高营养科学素养

学龄期是学习营养健康知识、养成健康行为、提高营养健康素养的关键时期。学龄儿童应了解和认识食物及食物在维护健康、预防疾病中的作用,学会选择食物、烹调和合理饮食的生活技能;传承我国优秀饮食文化和礼仪,提高营养健康素养。家庭、学校和社会应共同开展饮食教育。

（二）三餐合理,规律进餐,培养健康饮食行为

学龄儿童的消化系统容量和消化能力有限,一日三餐

时间应相对固定。每日吃早餐，早餐的营养要充足，午餐和晚餐要做到营养均衡，量适宜，少在外就餐。要清淡饮食，多数快餐在制作过程中使用的油、盐等调味品较多，经常吃会增加发生超重、肥胖等慢性病的危险，要少吃热量、脂肪或含糖量高的快餐。

（三）合理选择零食，足量喝水，不喝含糖饮料

合理选择零食，充足饮水，首选白开水，不喝或少喝含糖饮料，禁止饮酒。足量饮水可以促进学龄儿童健康成长，还能提高学习能力，而经常大量饮用含糖饮料会增加发生龋病（龋齿）和超重、肥胖的风险。

（四）不偏食节食，不暴饮暴食，保持适宜体重增长

学龄儿童的营养应均衡，以保持适宜的体重增长。偏食、挑食和过度节食会影响学龄儿童营养素的摄入，容易出现营养不良。暴饮暴食在短时间内会摄入过多的食物，增加消化系统的负担，增加发生超重、肥胖的风险。超重、肥胖不仅影响学龄儿童的健康，更容易延续到成年期，增加慢性病的危险。

（五）保证每日至少活动1h，增加户外活动时间

保证每日活动1h，尽可能减少久坐少动和视屏时间，开展多样化的身体活动，增加户外活动，每日的活动要达到1h及以上。增加户外活动可以有效减缓近视的发生和发展，充足、规律和多样的身体活动可强健骨骼和肌肉，提高心肺功能，降低慢性病的发病风险。

附: 中国儿童平衡膳食算盘

为了更形象地展示学龄儿童膳食指南关键推荐内容,根据儿童平衡膳食模式的合理组合搭配和食物摄入基本份数,制定了"中国儿童平衡膳食算盘",适用于所有儿童,其食物分量适用于中等身体活动水平下8~11岁儿童。算盘用色彩来区分食物类别,用算珠个数来示意膳食中食物分量。算盘分6层,从上往下依次为油盐类、大豆坚果奶类、畜禽肉蛋水产品类、水果类、蔬菜类、谷薯类。谷物每日应该摄入5~6份;蔬菜每日4~5份;水果每日3~4份;动物性食物每日2~3份;大豆坚果奶制品每日2份;油盐每日1份。儿童挎水壶跑步,表达了鼓励喝白开水,不忘天天运动、积极锻炼身体的推荐。

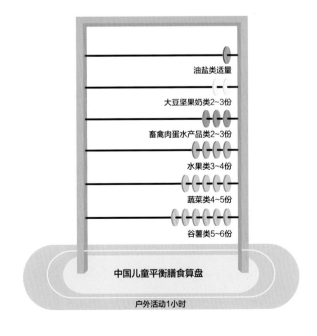

参·考·文·献

［1］中国营养学会.中国居民膳食指南（2016）［M］.北京：人民卫生出版社,2016.

［2］黄巧婷,徐杰,张象.学龄前儿童饮食与运动［J］.青少年体育,2020,2（82）：139-141.

［3］杨月欣,苏宜香,汪之顼,等.中国学龄前儿童膳食指南（2016）［J］.中国儿童保健杂志,2017,25（4）：325-327.

［4］中国营养学会.中国学龄儿童膳食指南（2016）［M］.北京：人民卫生出版社,2016.

第六章
儿童常见疾病营养指导

第一节 消化系统疾病

一、消化性溃疡病

【概述】

儿童消化性溃疡病(pediatric peptic ulcer disease)主要是指胃、十二指肠黏膜及其深层组织被胃酸及胃蛋白酶所消化(自身消化)而造成的局限性组织丧失。消化性溃疡的发病机制在于损伤黏膜的侵袭力强于黏膜自身的防卫力,使黏膜屏障、黏液HCQT屏障、前列腺素的细胞保护、表皮生长因子等黏膜防卫系统遭到破坏,黏膜发生病损,胃酸/胃蛋白酶作用于破损的黏膜而发生消化性溃疡。在正常情况下,胃黏膜的防护功能,胃与十二指肠壁有丰富的血液供应,胆汁和十二指肠液对胃酸的稀释与中和作用,肠抑胃泌素和其他胃肠激素的分泌,以及胃与十二指肠节律性的排空功能等,在神经内分泌的调节下构成一系列的防御环节,胃酸的消化侵蚀作用和胃黏膜的防御作用两者处于平衡状态,使机体既能保持良好的消化功能,又能保护胃肠道黏膜免遭自身损害。如果这一平衡遭到破坏,就可发生消化性溃疡。

消化性溃疡病依发病部位可分为胃溃疡（gastriculcer, GU）、十二指肠溃疡（duodenal ulcer, DU）、食管溃疡（esophageal ulcer, EU）和吻合口溃疡等。依病因分为原发性溃疡和继发性溃疡。依病程分为急性溃疡和慢性溃疡。各年龄儿童均可发病，以学龄儿童多见。婴幼儿多为急性、继发性溃疡，常有明确的原发疾病，GU 和 DU 发病率相近。年长儿多为慢性、原发性溃疡，以 DU 多见，男孩多于女孩，可有明显的家族史。出血、穿孔、幽门梗阻、癌变是其并发症，其中出血是最常见的并发症。

不同年龄患儿的临床表现有各自的特点。新生儿溃疡为急性，无特异症状，以呕血、便血和穿孔为最早发生的症状；婴幼儿主要症状为食欲差、反复呕吐、烦躁不安、生长发育落后，以呕血、便血就诊；学龄前和学龄儿童诉上腹或脐周疼痛，胃溃疡大多在进食后疼痛，十二指肠溃疡多在饭前和夜间疼痛，伴幽门痉挛时常呕吐、嗳气、便秘，可有呕血、血便和胃穿孔，突然剧烈腹痛、腹胀、腹肌紧张、压痛及反跳痛，须考虑胃肠穿孔。腹部压痛，大多在上腹部。

【营养代谢特点】

饮食对胃分泌功能的影响，在于某些食品及调味品具有刺激胃酸分泌的作用，如咖啡、茶、酒精、黑胡椒、大蒜、丁香、辣椒、肉汤、蛋白胨、面包等，尤其对于十二指肠球部溃疡者，能引起强烈的胃酸分泌。

消化性溃疡患儿营养代谢一般不会发生太大的改变，但由于肠管溃疡病变，从肠黏膜表面丢失的营养物质增加、吸收面积减少，合并感染可导致营养消耗的增加。溃疡的发生、发展与膳食因素密切相关。食物中的脂肪能抑制胃排空,使食物在胃中停留过久,促进胃酸分泌,加剧胆汁反流,可诱发或加重溃疡。有些食物如过分粗糙、过咸、过冷、过热可引起胃肠黏膜物理和化学性的损伤。长期服用某些药物,如非甾体抗炎药、皮质激素和某些抗生素,可损害胃黏膜的屏障作用。不规则进餐,可破坏胃肠分泌的节律,削弱胃黏膜屏障功能。酒精对胃黏膜有直接损伤作用,并可消耗体内大量的能量,而引起胃黏膜的营养障碍,削弱胃黏膜的屏障作用。烟内尼古丁可使幽门括约肌松弛,导致胆汁反流而削弱黏膜屏障,胆汁能刺激胃窦部细胞释放促胃液素,刺激壁细胞分泌胃酸。进食时的情绪变化会导致胃功能紊乱而发生溃疡。牛奶中的蛋白质有促进胃酸分泌的作用,同时也有中和胃酸的作用。一般认为前者作用强于后者,但有些研究证实,牛奶中有某些抗溃疡因子对胃黏膜有保护作用。

除此以外,溃疡患儿常因疼痛、出血、胃肠道症状,导致营养摄入减少。由于疾病症状,年龄较大的患儿可能会出现食欲下降,甚至进食恐惧。过分紧张的情绪也可造成疾病反复,影响营养代谢。

【营养干预策略】

(一)目的

通过合理的营养支持与干预,保证机体充足的营养摄入,减少胃酸的分泌,减轻食物对胃黏膜的刺激,保护胃、十二指肠功能,促进溃疡愈合,防止复发和并发症的发生。

(二)原则

1. 应充分评估患儿的饮食习惯,了解患儿腹痛是否与进食有关。评估患儿有无呕吐、便血等情况,了解患儿的生长发育情况,以便制定和调整相应的膳食计划。

2. 提供与年龄、生长发育情况相适宜的热量,蛋白质的供应应与健康同龄儿基本一致。脂肪摄入量应适宜,占总产能的20%～25%。碳水化合物占产能的55%～60%,尽量避免单、双糖的食物。减少食盐的供给量,控制在3～5 g/d。提供充足的维生素与矿物质,特别是铁、维生素A、B族维生素、维生素C等食物。急性发作期应适当减少膳食纤维的摄入量。

3. 给予易消化、富营养、温热清淡软食,如鸡蛋、面食、藕粉、瘦肉、鱼肉、鸡肉等。各种食物应切细、煮软。忌食生、冷、硬(坚果类)、辛辣、含粗纤维多的蔬菜(芹菜、藕、韭菜等)、水果及刺激性食物(咖啡、浓茶、胡椒粉、醋)等食物,以及油炸、烟熏、腌腊食品。此外,应禁用易产气的食物,如葱、生萝卜、生蒜、大豆等,以免导致胃机械性扩张,促使胃酸分泌。

4. 饮食应定时定量、避免过饥过饱(如摄入不足,正餐之间及夜晚睡前可加食点心,如鸡蛋、饼干等。溃疡面愈合后,应鼓励尽快恢复一日三餐的饮食习惯,以避免多餐造成的胃酸分泌增多)。

5. 溃疡病急性发作时,应采用流食,但由于流质饮食热量低,营养素不全,故一旦病情好转,应尽早改成半流食,病情缓解后逐步过渡到恢复期饮食。

6. 牛乳虽有微弱中和胃酸的作用,但也刺激胃酸分泌,所以应视患儿的喜好和耐受力而定,且量不宜过多。

7. 培养良好的饮食习惯使胃酸分泌有规律,维持正常消化活动节律,无出血或少量出血无呕吐者,少食多餐,细嚼慢咽,以使唾液充分稀释和中和胃酸作用。若并发急性大出血伴恶心、呕吐者应禁食。

8. 养成有规律的生活起居,鼓励适度活动,避免过分紧张,合理安排学习及饮食,保证充分睡眠。

二、急性腹泻

【概述】

儿童急性腹泻是临床上常见的消化道疾患,常见于5岁以下儿童,伴有营养不良和免疫功能低下的幼儿出现重症腹泻和并发症可能性增加。急性腹泻常由病毒、细菌等感染造成。多数腹泻1周内治愈,部分可能继发乳糖不耐受导致病程迁延超过2周。低出生体重、人工喂养、不合理的添加辅食及相关营养素(维生素A和锌)缺乏都可能是腹泻的危险因素。

腹泻时大便次数和性状改变(稀水便、糊状便、黏液脓血便),可伴有呕吐、食欲缺乏、腹痛等,可能伴有脱水、酸碱失衡和电解质紊乱,重症者出现精神萎靡、烦躁不安、嗜睡等低血容量性休克表现。急性腹泻病:病程≤2周;迁延性腹泻病:病程2周～2个月;慢性腹泻病:病程>2个月。

导致腹泻的机制包括:① 肠腔内存在大量不能吸收的具有渗透活性的物质——"渗透性腹泻";② 肠腔内电解质分泌过多——"分泌性腹泻";③ 炎症所致的液体大量渗出——"渗出性腹泻";④ 肠道蠕动功能异常——"肠道功能异常性"腹泻。感染性腹泻常见病因为病毒(轮状病毒、诺如病毒、腺病毒等)和细菌(产肠毒素性大肠埃希菌、霍乱弧菌、志贺菌属、沙门菌属、侵袭性大肠埃希菌、空肠弯曲菌等)。病毒侵入肠道,在小肠绒毛顶端柱状上皮细胞上复制,细胞发生脱落,遗留不规则裸露病变,导致小肠黏膜重吸收水分和电解质能力受损,大量肠液在肠腔中积聚引起水样腹泻。细菌可直接侵袭小肠或结肠肠壁,黏膜充血、水肿,炎症细胞浸润,引起渗出和溃疡。

【营养代谢特点】

急性腹泻因病毒或细菌感染后,小肠黏膜受损,可出现水钠代谢障碍,吸收明显降低,病变肠黏膜细胞消化乳糖和蔗糖的双糖酶分泌减少且活性降低,食物中的乳糖、蔗糖不被消化淤积在肠腔内,被细菌分解为短链有机酸,致肠液渗透压进一步增高导致肠腔渗透压增加。急性腹泻时营养摄入减少、肠道丢失过多,急性应激代谢状态下蛋白质分解增加,电解质紊乱,微量元素缺乏。慢性腹泻则需评估消化吸收功能、营养状况、生长发育等。

【营养干预策略】

1. 对于腹泻的婴儿,充分评估有无脱水及脱水程度,补液纠正脱水。重度脱水患儿应予静脉补液,轻、中度脱水患儿给予口服补液及时纠正脱水,应用ORS,在累积损失量补足后尽早给予继续喂养,按照欧洲儿科胃肠肝病学会和营养学会的建议,患儿应在脱水纠正后3~4 h接受经口喂养。对于无脱水的患儿,也应给予多饮水或增加母乳喂养次数或ORS口服预防脱水。

2. 腹泻期间不应禁食,疾病早期呕吐剧烈时可短期禁食。轻度脱水患儿可继续喂养,中重度脱水患儿一旦脱水纠正可继续喂养。继续喂养能加速肠道功能的恢复,包括消化和吸收多种营养素的能力。限制饮食或者给予稀释食物喂养将减慢肠道功能恢复,减轻体重,延缓腹泻病程。母乳喂养的患儿应继续母乳喂养。6月龄以下人工喂养患儿可继续配方奶喂养。大于6个月患儿可食用已添加习惯的辅食,如米粥、面条、肉末、蛋、新鲜果汁等。避免喂食含粗纤维的蔬菜和水果及高糖高脂食物,且不应添加新的辅食。鼓励进食,增加喂养餐次。

3. 腹泻超过1周后无好转,或者出现乳糖不耐受的可疑临床表现,如进食母乳后即出现水样泻;甚至合并脱水、酸中毒;粪便pH＜5.5,粪还原糖试验阳性++以上,可转用无乳糖或低乳糖配方奶喂养。小于6个月的人工喂养儿或者6个月以上以乳类为主要膳食的婴儿,可转用无乳糖或低乳糖配方奶喂养。腹泻缓解后3 d可逐步转为常规配方奶喂养,未缓解者需要到专科医院进一步检查,针对病因进一步治疗,并配合适当的营养干预。

4. 由于微量元素锌对肠黏膜的修复是必需的营养物质一,补锌能缩短腹泻病程、减轻腹泻的严重程度,因此腹泻期间应及早注意锌的补充。按照WHO的推荐,腹泻病患儿能进食后即补锌治疗,6月龄以上患儿补充锌元素20 mg/d,6月龄以下患儿补充锌元素10 mg/d,共10～14 d。元素锌20 mg相当于硫酸锌100 mg,葡萄糖酸锌140 mg。注意补充铁、维生素A、维生素C、维生素B_1/维生素B_{12}和叶酸。

5. 预防:注意饮食卫生、环境卫生,养成良好的卫生习惯;提倡母乳喂养;积极防治营养不良;合理使用抗生素和糖皮质激素;接种疫苗。

三、急性胰腺炎

【概述】

急性胰腺炎(acute pancreatitis, AP)是临床常见的急腹

附：婴儿急性腹泻及腹泻恢复期的肠内营养干预路径

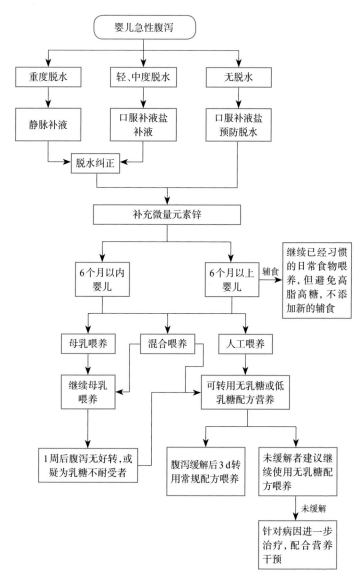

*中华医学会儿科学分会消化学组。婴儿急性腹泻的临床干预路径

症之一,是胰酶在胰腺内被激活,引起胰腺自身消化的化学性炎症。

本病的发病原因尚未完全阐明,一般认为是由于胰管阻塞、胰液排出不畅、逆向胰组织而发病。胆道疾病(如胆石症、胆道蛔虫、胆道闭锁及胆囊炎等)和酗酒、暴食(大量饮酒、大量高脂饮食)是诱发本病的主要原因。另外,感染、上腹部损伤、甲状旁腺功能亢进以及使用利尿剂、雌激素等药物,亦可诱发本病。

按对胰腺损伤程度,临床可分轻型和重型两种,轻型也称水肿性胰腺炎,表现为胰腺间质充血、水肿,周围脂肪坏死,有自限性,一般1周内即可恢复,预后较好;重型也称出血坏死性胰腺炎,表现为部分胰腺组织出血、坏死以及广泛的脂肪坏死,多伴有腹膜炎、休克等症,也称重症胰腺炎,预后不佳,死亡率高。小儿亦可发病,年幼儿表现多为哭闹、胃肠道症状和食欲、精神差。

本病发痛急骤,常有以下临床可表现:① 腹痛:呈持续性,可向左肩、腰背放散,常伴呕吐;② 腹胀;常伴排气排便中止;③ 腹膜炎体征:上腹或全腹压痛、反跳痛;④ 休克;⑤ 出血征:皮肤有出血斑点,腰部蓝-棕色斑或脐周围变蓝;⑥ 可伴发热和(或)黄疸;⑦ 临床检验血、尿淀粉酶升高。

【营养代谢特点】

(一)营养因素对AP发病的影响

1. 蛋白质:严重缺乏导致胰腺受损,引起AP发生。

2. 脂肪:饱餐高脂膳食后,血中三酰甘油水平急剧升高,胰腺大量分泌脂肪酶等,胰液分泌剧增,若排出受阻,逆流向胰腺,可引发胰腺炎;胰脂肪酶分解脂肪产生的游离脂肪酸具有毒性作用,亦对胰腺产生直接损害。

3. 酒精(主要是乙醇):可刺激胰液分泌,使胰胆管压力增高;引起三酰甘油水平急剧升高,胰酶分解三酰甘油,产生大量脂肪酸,损害胰腺。

(二)急性胰腺炎对营养素代谢的影响

1. **热量**:急性重症胰腺炎全身呈应激性高代谢反应,严重时热量消耗可增加50%以上。

2. **蛋白质**:蛋白质分解代谢增加,肌蛋白分解。血中支链氨基酸与芳香氨基酸比值下降,腹膜渗出,血浆总蛋白及白蛋白水平下降。同时,尿素氮生成增加,氮丢失可达40 g/d,呈负氮平衡状态。

3. **碳水化合物**:糖异生加强,糖耐量下降,胰岛素抵抗,葡萄糖利用障碍,血糖升高。

4. **矿物质**:脂肪广泛坏死,与血浆中钙结合形成脂肪酸钙;同时,胰高血糖素和降钙素分泌增加,导致血钙水平迅速下降。另外,重症胰腺炎多伴有血钾水平下降,水、电解质代谢失衡。

5. **脂肪**:胰腺是唯一可以分解脂肪的组织,胰腺受损,会导致脂肪利用障碍。

【营养干预策略】

(一)目的

限制脂肪、蛋白质摄入量,减轻胰腺负荷。缓解疼痛,纠正水、电解质失衡,避免胰腺进一步受损。提供合理的营养支持,促进受损胰腺组织修复。对于胰腺炎的营养支持应提高到代谢支持水平上,是使代谢紊乱控制到一定程度内,减少其对机体的不利一面,调节炎症介质反应和改善免疫功能。

（二）原则

由于应激和炎性反应等因素的作用,AP患儿处于高代谢状态,静息能量消耗（resting energy expenditure, REE）增加。营养障碍不但是AP常见的并发症,而且是其病理生理过程的促进因素。严重营养不良影响AP的预后,营养支持的介入显得尤为重要,从而决定了营养支持在AP治疗中的重要作用。近25%的患儿有低钙血症、低磷、低镁,以及叶酸、维生素B_1缺乏等。高代谢易导致不能或不愿进食的患儿营养不良。如果病程延长并禁食,机体瘦体组织将大量丢失,抵抗力下降,胃肠道屏障功能受损,通透性增加,肠道细菌和毒素移位,并发症增多。

1. 肠内营养

既往认为保持肠道休息并给予全肠外营养（total parenteral nutrition, TPN）是AP的基本治疗措施,但多项研究证实,TPN易产生肠道细菌移位,增加胰腺感染的机会,加重炎性反应。相比较而言,肠内营养（enteral nutrition, EN）能维持肠道的完整性,减少细菌易位,改善全身免疫,减轻氧化应激,减轻疾病的严重程度,促进疾病恢复的进程,降低并发症从而缩短住院时间,减少发生多器官功能衰竭的风险。因此EN在AP治疗中的作用日益受到关注。

（1）EN的时机

欧洲肠外与肠内营养学会（ESPEN）的相关准则指出并非所有AP患者都需要营养支持。75%~80%的轻、中度急性胰腺炎不需要特别的营养支持。如果患者没有疼痛和胃肠道功能紊乱可以在几天后开始早期口服。没有证据表明特殊肠内制剂和肠外营养支持对其有益。轻至中度 AP 患者无须常规接受 EN 或 PN 支持,但若患者连续达 5～7 d 经口摄入营养素不足,则必须提供营养支持。ESPEN、ASPEN 和我国对 AP 患者的营养支持准则中均建议,对 AP 患者的营养支持方式以 EN 为首选,但最终取决于患者的耐受程度,不能耐受 EN 者则选用 PN。以上均为成人患者,尚无儿童治疗方面经验。

（2）喂养途径

肠内营养对胰腺分泌的刺激程度主要由营养物质进入肠道的部位所决定,常见的肠内营养方式有经鼻胃管、经胃造瘘、鼻肠管和空肠造瘘。临床研究表明,幽门前后喂养有着类似的安全性和耐受性,其病死率和住院时间无明显差异。目前公认,连续鼻饲肠内营养是安全的、耐受性良好的。空肠置管优点包括:经鼻空肠置管早期 EN 无创伤、痛苦少,能有效地防止反流性呕吐,最大限度降低对胰腺的刺激,由于导管置于空肠上段,避免刺激十二指肠,使胰腺肠相分泌减少 80% 以上,其效果相当空肠造瘘,但避免了手术的痛苦和腹腔感染的可能,同时从经济学角度来看,经鼻空肠置管也较 TPN 有优势。

（3）EN 的配方

EN 的配方多样,营养配方分为 3 种:要素(单体)、半要素(寡聚体)、多聚及特殊配方饮食。① 要素饮食:根据 AP 患儿的营养代谢特性,要素饮食应为首选。要素饮食无乳糖,基本不含脂肪,仅有 2%～3% 的热量来自长链脂肪酸,蛋白质几乎均以氨基酸形式存在,对胰腺分泌刺激小于标准配方,可减少对胰腺的刺激,有利于 AP 治疗。② 半要素饮食：半要素饮食的优点为在消化酶缺乏的情况下更易吸收。在胰腺分泌减少和肠腔内胰酶水平较低的情况下，蛋白质寡肽的形式较氨基酸更易吸收，多数脂肪以中链脂肪酸（MCT）的形式存在，在脂肪和胆盐缺乏的情况下可被小肠黏膜吸收，直接进入门静脉，有利于蛋白质的合成。③ 多聚和特殊配方饮食：多聚饮食含碳水化合物50%～55%，蛋白质15%～20%，脂肪约30%。特殊饮食主要是免疫增强剂，主要包括谷氨酰胺、精氨酸、ω-3多不饱和脂肪酸和核苷酸等特殊营养物质。

（4）EN的量

AP患儿给予EN的量因人、因病情而异。目前主张采用间接测热法估计患儿的实际热量消耗，并采用逐步加量法给予，直至全量，但应避免过量；当EN无法满足热量供给时，应同时给予PN补充。AP患儿病情稳定时，一般可给予基础热量40～60 kcal/(kg·d)，若合并肝肾功能衰竭时，应减少蛋白质摄入<1.2 g/(kg·d)，监测BUN水平，有助于保证供给合适的蛋白量。在AP时，维持肠道屏障功能、减少细菌移位的最低EN需求量目前尚无标准，临床上多从剂量开始，逐渐加量。因此，AP患儿在PN的同时，经空肠管小剂量(1～2 mL/h)持续给予EN液，坚持"能用多少用多少"的原则。

（5）停用EN的时机

AP患儿停止EN的时机尚无统一标准。国内某儿童医院消化科的营养治疗中，拔管指证是：经口喂养后无不适主诉，影像学改变明显好转，血、尿淀粉酶恢复正常。21%的重症患儿在恢复进食的第1、2天复发疼痛，并认为血脂酶大于正常值上限的3倍，是疼痛复发的危险因素。

（6）EN并发症及处理（表6-1）

表6-1　胰腺炎EN并发症及处理方法

并发症	原　因	处　理
腹泻	营养液配方渗透压过高；乳糖、脂肪、纤维素水平过高；营养液温度过低；严重营养不良和低蛋白血症导致小肠绒毛的数量和高度减少，小肠的吸收力下降；细菌污染营养液及由于抗生素的过度应用导致肠道菌群失调	通过调整营养液配方、将营养液的温度保持在30℃作用多能纠正；由于营养不良和低蛋白血症引起的小肠吸收不良而致腹泻，不是EN的禁忌证，因肠内营养液可刺激酶的产生，对肠道结构和功能完整性的维持有重要意义。
腹胀、恶心、呕吐	输注营养液的质量浓度过高、速度过快和温度过低，置管位置过高，肠道动力障碍	减低输液的质量浓度和速度，采用半卧位输注液体，给予胃动力药可减轻症状。
代谢并发症	高血糖和糖尿高脂血症、低钙血症	与PN比较，EN支持者其高血糖更易控制调整营养液配方可减轻高脂血症的发生

　　重症坏死性胰腺炎患者常常不能实现全肠内营养，不足部分需要联合营养肠外营养。联合营养支持可以使患儿达到营养目标。

　　2.肠外营养

　　（1）全胃肠外营养（total parenteral nutrition，TPN）支持的目的

　　急性胰腺炎的病理改变之一是胰酶活动导致的胰腺和胰周组织的自身消化。TPN时，通过禁食，保证胰腺"休息"，可减少来自胃肠胰反射活动及激素释放对胰腺外分

泌的刺激作用,并且TPN建立静脉通路较方便,能较快供给所需热卡和氮源。TPN使用的目的在于:① 在胃肠道功能障碍的情况下,提供代谢所需的营养素,维持营养状态。② 避免对胰腺外分泌的刺激。③ 预防或纠正营养不良,改善免疫功能。在整个治疗过程中,支持各脏器结构和功能,提高对手术等治疗的耐受力。

(2)TPN使用时机

以体内环境相对稳定为前提,一般在入院或术后48～72h,血压稳定,水、电解质紊乱和酸碱失衡基本纠正后开始。此时,因体内以分解代谢激素占主导地位,合成代谢低于分解代谢,若给予过高的热氮量,非但无法阻断分解代谢过程,反而在本已代谢紊乱的基础上增加代谢负担,使原先的代谢紊乱进一步恶化。因此,在疾病初期,无须过分积极地给予较高的热氮量,视机体耐受性逐步增加热氮量。

TPN可采用外周静脉或中心静脉插管途径来给予,其选择需视病情、输注量及其组成成分而定,需长期、全量补充时以选择中心静脉途径为宜。每日总热量的提供,一般根据患儿的静息能量消耗与活动程度,结合疾病每一阶段营养支持的目标而决定。一般采用糖脂双能源供能较好。对多数患者而言,葡萄糖仍是最安全、可靠、首选的碳水化合物。商品化的脂肪乳剂主要有两种,一种是100%由长链三酰甘油组成,另一种则由50%中链三酰甘油(medium chain triglyceride, MCT)与50%长链三酰甘油经物理混合而成。临床应根据病情有所选择。氨基酸构成TPN中的氮源。

四、便秘

【概述】

便秘（constipation）在全世界范围内均属常见临床症状，以排便次数减少和（或）排便困难为突出表现，排便次数减少指每周排便少于3次，排便困难包括排便费力、排出困难、排干硬便、排便费时、需要手法辅助排便和排便不尽感等。慢性便秘病程至少为6个月，病因复杂，被认为是一种疾病。由于健康人的排便习惯各不相同，确诊时必须根据患者排便习惯有无改变及排便困难程度作出判断。

正常情况下，粪便通过肠道端蠕动进入直肠，当粪便充满固定时，出现排便反射，机体产生便意，小儿因肠道功能不全，或肠道菌群紊乱，也容易出现便秘。目前认为引起便秘的机制为：结肠和直肠肛门肌肉病变；神经调控的异常；肠神经系统异常；常见便秘原因大致分为7类：① 不良的饮食和排便习惯；② 精神因素；③ 内分泌功能紊乱和疾病；④ 医源性因素；⑤ 结直肠外的病变；⑥ 直结肠功能性疾病和形态学异常；⑦ 直结肠器质性病变。

便秘患儿常有消化功能紊乱，食欲不振、口苦、进食减少、腹部胀满、嗳气、排气多等。严重者导致和加重肛门直肠疾病：肠炎、肛裂、痔疮加重，或伴有肛门直肠形态结构的改变，甚至诱发心脑血管疾病，甚至猝死，以及影响大脑功能，突出表现是记忆力下降、注意力分散、思维迟钝等。

【营养代谢特点】

发病缓慢，病程长；肠道蠕动减缓、粪便干结贮留，营养代谢不良或紊乱；排便困难，粪便刺激局部肠道黏膜，肠道功能紊乱。

【营养干预策略】

（一）目的

改善症状,消除病因,恢复正常肠动力和排便生理功能,改善营养状态。

（二）原则

1. 个体化的综合治疗,包括建设良好的心理状态,建立规律的排便习惯等。建议早餐后2h内尝试排便,采用蹲位排便姿势,减少排便干扰。合并心理问题的便秘者,可采用心理治疗,以健康教育和心理疏导为主。

2. 提供与年龄、生长发育情况相匹配的能量、蛋白质、碳水化合物、脂肪,可适当增加含脂肪多的食物摄入。足量饮水。非肠梗阻患者,需增加膳食纤维供给量。

3. 微生态制剂可作为慢性便秘患儿治疗的选择之一,可作为慢性便秘治疗的长期辅助用药。

4. 按不同便秘类型,可供选择的食物如下:

（1）对于梗阻性便秘的患儿,关键在于去除病因。对于不全性梗阻患儿可予清流质饮食,如无粗纤维的低渣食物(牛奶、乳制品、清米汤、藕粉等)。

（2）对于弛缓性便秘患者,需增加膳食纤维摄入,采用多渣饮食,如糙米、麦片、有皮的水果、有茎叶的蔬菜、笋、瓜果等富含纤维素的食物。

（3）其他:可促进肠道蠕动的易产气食物,如生萝卜、生葱、甘薯、生蒜等。增加膳食纤维(尤其是可溶性膳食纤维)的量至20～35 g/d,增加水的摄入量至1.5～2.0 L/d有助于排便。增加运动等生活方式的调整是慢性便秘的基础治疗措施。

（4）少食用过于精细的食物、辛辣刺激性食物、烈性酒等，儿童少食零食。

五、食物过敏相关消化道疾病

【概述】

食物过敏相关消化道疾病是指食物过敏引起消化道黏膜损伤，以消化道症状为主要表现的一类疾病。

食物过敏是食物不良反应的一种，指一种或多种特定食物成分进入人体后使机体致敏，再次反复进入可导致机体对之产生异常免疫反应，引起生理功能紊乱和（或）组织损伤，进而引发一系列临床症状。食物过敏在儿童中的发病率为0.02%～8%，因年龄、地区、过敏源而不同。

食物过敏相关消化道疾病大多数是非IgE介导或混合介导，目前已较为肯定食物过敏引起的一些消化道疾病，如口腔过敏综合征、食物蛋白诱导的肠病、食物蛋白诱导的小肠结肠炎综合征、食物蛋白诱导的直肠结肠炎、嗜酸细胞性胃肠炎、乳糜泻等，小儿多见牛奶蛋白过敏性肠炎。

临床表现以消化道症状为主，呕吐、反流、喂养困难、拒食、易激惹、腹痛、腹胀、腹泻、便秘、消化道出血、慢性腹泻、绒毛萎缩扁平、生长发育障碍等。

【营养代谢特点】

由于小儿肠道屏障发育不完善、感染、遗传基因表型等影响，可出现食物过敏相关消化道疾病，大多数婴幼儿伴有全身或部分过敏症状，消化道症状较明显，可伴有生长发育迟缓，严重者可出现低蛋白表现、血便、肌张力低下甚至死亡。

根据不同致病因素,大致将食物过敏相关消化道疾病分以下几种类型:

1. 口腔过敏综合征、严重过敏反应大多是IgE介导的过敏反应。

2. 食物蛋白诱导的肠病、食物蛋白诱导的小肠结肠炎综合征、食物蛋白诱导的直肠结肠炎,大多是非IgE介导的过敏反应。

3. 乳糜泻发生在遗传易感个体,非IgE介导。婴幼儿以消化道症状为主,儿童主要为肠外表现。

4. 嗜酸细胞性食管炎是一种与免疫相关,以嗜酸性粒细胞浸润食管壁为特征的慢性炎症性疾病。

5. 嗜酸细胞性胃肠炎是一种以胃肠道嗜酸性粒细胞异常浸润为特征的比较少见的胃肠道疾病,食物过敏是其发病原因之一。可伴有周围血中嗜酸性粒细胞增高。

【营养干预策略】

(一)目的

通过治疗或营养管理,提供足够的热量及营养素,保证生长发育所需,避免并发症发生,提高免疫力。

(二)原则

1. 回避饮食:有明确过敏源的,通过食物回避或增加消化酶来减轻消化道及过敏症状;无明确过敏源的,采取短期食物限制疗法,达到减轻肠道负担的目的,同时,使用替代营养物质保证机体需要,婴儿可使用氨基酸配方奶粉改善营养状态。

2. 药物治疗:相应药物治疗(肾上腺素、激素、黏膜保护、局部激素)益生元、益生菌、免疫治疗。

3. 监测发育：监测患儿营养状态和生长发育状况；母乳喂养的患儿需要评估母乳营养状态。

4. 营养管理：注意各种营养素的补充，如维生素 A、维生素 D、维生素 E；辅食多样化。

第二节　呼吸系统疾病

一、肺炎

【概述】

肺炎(pneumonia)是呼吸系统的常见病和多发病，四季均可发病，但以秋冬季及春季气候变化起伏较大时多见，是最常见的感染性疾病之一。肺炎可以分为细菌性肺炎、病毒性肺炎、支原体肺炎、衣原体肺炎、真菌性肺炎等多种形式。

主要临床表现：多为急骤发病，呈急性病容，寒战、高热、头痛、腹痛、全身肌肉酸痛、食欲减退、恶心、呕吐等，数小时内体温可升至39～40℃，呈稽留热。可有患侧胸部疼痛、咳嗽、咳痰、血痰等表现。重症感染者可表现为发绀、呼吸困难、嗜睡，甚至发生急性呼吸窘迫综合征和呼吸衰竭。患儿的自然病程多为1～2周，体温可自行骤降或者逐渐消退。

【营养代谢特点】

发病期间由于急性病程，机体热量、蛋白质和水分等消耗明显增加，加之食欲差，营养摄入严重不足，蛋白质合成代谢减弱等,使机体呈现明显的营养负平衡状态,导致机体免疫功能低下。患儿可表现为低蛋白血症、脱水、电介质紊乱。

【营养干预策略】

（一）目的

本病营养治疗的目的是通过合理的营养调剂,为患儿提供适宜的热量及各种营养素,以满足患儿的营养需求,提高机体抵抗力。

（二）原则

1. 充足的热量:肺炎患儿较长时间高热,体力消耗明显,应供给充足的热量。同时,食物的选择与加工应本着易消化的原则。

2. 充足的蛋白质:肺炎患儿因病情所致过度消耗,机体往往呈现负氮平衡状态,应供给充足的蛋白质,借以提高机体抗病能力,防止呼吸系统感染转向恶化,增加对药物的敏感性,消除炎症。可给予牛乳、豆制品、蛋类及畜禽瘦肉等食品。

3. 适当限制脂肪摄入:肺炎患儿由于发热、频繁咳嗽等病情影响,常表现为食欲低下,消化能力弱,如给予过多的脂肪将增加胃肠道负担,造成消化不良,故应适当限制脂肪的量,选择低脂、清淡易消化的食物。

4. 多饮水:由于患儿发热、出汗过多使机体丢失大量的水分,应鼓励患儿多饮水,保证充足的水分供给,以利湿化痰,及时排痰,防止加重中毒症状。

5. 充足的维生素及适宜的矿物质:酸碱失衡是肺炎的

常见症状,注意各种维生素尤其是维生素A、维生素C及B族维生素的补充。应多供给新鲜蔬菜、水果,多摄取含铁、铜、钙等丰富的食物,如瘦肉类、蛋黄、芝麻酱、乳制品、虾皮等食物。

6. 少量多餐,食物易消化:发病初期宜采用清淡、易消化的流质或者半流质饮食,每日可安排进餐5~6次。发热明显者可选择具有清热解毒作用的食物;禁用冷饮及冰镇食物,以免造成消化功能紊乱;待病情好转后可逐渐过渡到软食或普食。

【营养护理】

(一)营养评估

关注患儿的病情及消化状况,根据患儿所处的病程和消化状况拟定营养治疗计划,帮助患儿合理选择食物,保证营养供给充足,维持机体消耗,提高抵抗力。

(二)营养护理计划实施

以经口饮食为主,发热期以清淡半流质饮食为主,少量多餐;进食量少者,可以考虑部分肠内/肠外营养治疗。长期使用抗生素或者广谱抗生素可以引起肠道菌群失调,应该注意膳食纤维的摄入,必要时可以给予益生菌制剂,维持肠道微生态平衡。

1. 宜用食物:大多数食物均可选用,但应多食用具有清热、止咳、化痰作用的水果,如梨、西瓜、苹果等;保证充足的水分供给,防止加重感染中毒症状;牛乳、蛋类、瘦肉类及豆制品等富含优质蛋白质的食物;含维生素和矿物质丰富的新鲜蔬菜,如番茄、黄瓜、丝瓜等。

2. 忌用或少用食物：肺炎患者因缺氧、呕吐、腹泻，甚至有肠麻痹的症状，严重时可能发生消化道出血，因此，食物选择上应禁忌油腻、坚硬、含纤维高、有刺激性的食物，如辣椒、蒜、大葱、洋葱等食物，以免加重咳嗽、气喘等症状。

（三）营养健康教育

指导患者多选择富含膳食纤维的新鲜蔬菜、水果以及全谷物。保证水分充足供给，可以防止脱水，并有利于痰液稀释，保持气道通畅。

二、机械通气

【概述】

呼吸衰竭（respiratory failure）是指各种原因引起的肺通气和（或）换气功能严重障碍，导致的在静息状态下也不能维持足够的气体交换，出现低氧血症伴（或不伴）高碳酸血症，进而引起一系列病理生理改变和相应临床表现的综合征。

一般情况下使用机械通气的大多是危重症患儿，其代谢和营养状态复杂。呼吸机的正压通气将对患儿的胃肠道运动和热量需求产生影响，同时氧合的障碍也直接干扰细胞的代谢过程。因此，对于接受机械通气治疗的危重患儿，合理而有效的营养支持至关重要。

【营养代谢特点】

危重疾病代谢反应的特点是高代谢、高血糖、脂类分解增加和蛋白质净分解代谢。危重疾病的一个基本代谢特征表现为骨骼肌的分解代谢。骨骼肌蛋白质分解，释放的氨基酸用于糖异生及蛋白质合成。重症疾病或损伤患儿入院时可能存在营养不良。事实上,最近一项研究显示,入住PICU时30%的患儿存在营养不良。再加上长期卧床以及营养摄入不足,导致体重降低。适当的营养支持有助减少危重患儿的蛋白质失衡。喂养不足对维持肌肉重量和功能不利。除运动需要热量外,骨骼肌自身代谢也需要热量。热量缺乏可能抑制肌肉纤维的能量代谢,导致肌无力。当营养摄入不能达到每日总热量消耗时,机体热量储备会消耗,肌肉蛋白质分解增加。营养支持不足时,呼吸肌也不能幸免,呼吸肌无力可导致患者依赖机械通气时间延长,因此重症患儿呼吸衰竭期间给予适当营养支持至关重要。

【营养干预策略】

对机械通气的患儿应该以减轻呼吸负荷、减少含蛋白组织的分解为目的,给予高脂肪、低碳水化合物和适宜的优质蛋白质为营养治疗原则。对呼吸衰竭的患儿进行营养治疗时应注意合理选用产能营养素,以满足代谢为准,不能增加已有功能不全,或已衰竭器官的负担。

应尽早给予患儿营养支持,首选肠内营养。强烈推荐在机械通气24～48 h内开始肠内营养。营养支持中添加鱼油和抗氧化剂,有助于降低肺血管阻力与通透性,改善肺功能,降低死亡率,缩短机械通气时间与住ICU时间等。监测血磷,注意补充磷制剂,纠正低磷状态。

肠内营养可以通过放置鼻胃管、鼻空肠管、胃造口及空肠造口方式进行肠内营养。若胃肠道功能障碍,选择肠外营养。肠外营养应通过中心静脉置管实施,一般多选用锁骨下静脉;若循环稳定,对血流动力学监测无特殊要求时,应首选经外周静脉的中心静脉置管(PICC)。如果患儿胃肠道功能恢复,应尽早过渡至肠内营养。肠道虽有功能但可能尚不足以满足机体所需,过量的喂养会导致肠功能衰竭;肠道的吸收功能与其运动状态、肠内菌群分布、灌注氧合情况及营养制剂类型等多种因素有关,因此对于物质吸收、代谢不稳定的患儿常须采用肠内营养与肠外营养联合应用。

营养治疗目的是为机体提供适宜的热量,要掌握适度的原则,故在通气储备功能较差的患儿补充营养时应注意通气负荷情况。过多的蛋白质摄入会使呼吸中枢的通气驱动作用增强,每分通气量增大,增加呼吸负荷,不利于患儿恢复。肠外营养给予过多的脂肪摄入则不仅可造成肺通气/血流失调,导致动脉血氧饱和度和二氧化碳弥散能力降低,而且严重者还可以导致肝功能损害或脂肪肝。控制糖脂比有利于降低通气负担,减少二氧化碳的生成。另外,机械通气时低氧状态的患儿,肠外营养时脂肪输注速度过快会导致肺功能恶化,应保持低速输注。在临床营养支持的过程中,一旦患儿突然出现循环呼吸衰竭,应立即暂停全量营养支持。肠内营养时若发现胃肠道严重潴留,亦应立刻停止喂养,让肠道休息后,再重新缓慢恢复。此外,如发生导管感染、严重水电解质紊乱、难以控制的高血糖和氮质血症等,应考虑暂停营养支持治疗。

第三节　循环系统疾病先天性心脏病患儿营养指导

【概述】

先天性心脏病(congenital heart disease,CHD)简称先

心病,是胎儿时期心脏血管发育异常而致的心血管畸形,是小儿常见的出生畸形,其患病率占新生活产婴儿的 8%～12%。

CHD患儿生长发育迟缓、低体质量以及消瘦的发生率为28.6%、30.8%、19.1%。住院患儿营养不良的发生率为15%～30%,而CHD住院患儿营养不良发生率高达34.7%。长期的营养不良使 CHD 患儿住院频率、手术风险及术后并发感染的可能性增加,术后伤口愈合延迟,所以各种术前术后因素导致CHD患儿营养不良的发生率高。

CHD患儿由于血流动力学改变造成的心功能不全、肠道功能紊乱、营养消化吸收障碍,导致其营养不良发生率处于较高水平。术后早期应激反应、血流再灌注等因素使患儿对热量需求增加;且术后严格的液体入量控制限制患儿营养的摄入,使患儿营养不良的状况进一步加重。

【营养代谢特点】

CHD患儿,术前大多数有营养不良的状态,术后由于创伤、应激引起的内分泌代谢紊乱,机体处于负氮平衡中营养供应不足,导致各器官功能受损、免疫功能低下和组织修复延迟。

CHD是儿童时期病死率较高的疾病,患儿发病越早,病情越重,喂养越困难,食物摄入受限,又由于血流动力学的改变导致心功能不全,静脉瘀血,肠道功能紊乱使营养素消化吸收过程障碍,所以产生营养不良。由于心功能不全和静脉系统瘀血导致胃肠功能紊乱,易出现呕吐、腹泻等胃肠道的反应,导致营养摄入及消化吸收障碍。由于手术创伤以及应激反应,先心病患儿术后机体处于高分解代谢状态,以及常合并感染使基础代谢率增高。

【营养干预策略】

对CHD患儿进行营养状况评价,并给予围术期营养支持,以改善其营养状况,增强机体抵抗力,降低手术风险,促进术后康复,减少手术并发症的发生,是非常重要和必要的。

(一)营养支持前患儿营养状况评估及分析

1. 评估时间:入院24h内、术前、术后、出院前各评估1次,住院时间超过2周及有特殊情况和病情变化的患儿应再次评估。

2. 评估指标:体格测量包括身高/身长、体重、头围、中上臂围及皮褶厚度等;实验室指标包括总蛋白、电解质。必要时监测微量元素、叶酸、维生素B_{12}等。

3. 因为CHD患儿所需要的能量比正常儿童更高。因此手术后康复过程中,摄入足够的能量才能满足生长和恢复期的需要。尤其是评估营养不良者。

(二)肠内营养(EN)

1. 经口喂养:CHD患儿术前首选经口喂养。经口喂养最符合人体生理特点,患儿接受度高,较管饲喂养者腹胀、溢乳、呕吐、窒息、吸入性肺炎等的并发症发生率低,但常常受患儿喜好、食欲、临床治疗等因素影响。

2. 管饲喂养:对机械辅助通气、无法经口进食,因CHD术后吸吮、吞咽、呼吸困难病或自身缺陷导致的经口进食较差的患儿,应采用管饲喂养途径行肠内营养支持。有研究显示,CHD术后早期留置胃管可降低患儿进食后腹胀、恶心、呕吐的发生率,留置胃管已成为CHD术后患儿常规的护理操作。

3. 肠内营养制剂的选择:CHD肠内营养配方应根据患

儿年龄、疾病状态、肠道功能、目前的进食情况以及是否有食物过敏等因素综合选择。母乳是婴儿的最佳食品,应鼓励CHD患儿实现母乳喂养。在胃肠道功能耐受的情况下,可采用母乳添加剂来增加热量密度。在无法母乳喂养的情况下,可根据患儿的年龄、病情、营养状况及胃肠道功能状况选择。10岁以上儿童可选择成人EN制剂。术后合并乳糜胸患儿恢复饮食后推荐含中链脂肪酸丰富的配方,液体受限的儿童可选择高热量密度的肠内营养配方。

4. 肠内营养的量:CHD术后在血流动力学稳定的情况下,应尽可能早的根据患儿年龄、体重、心功能、胃肠道耐受性开始肠内营养支持,需严密监测相关并发症发生的情况及胃肠耐受情况,动态调整营养支持方案。足月儿EN推荐热量为105～130 kcal/(kg·d),早产儿需提高至110～135 kcal/(kg·d),部分超低出生体重早产儿需达到150 kcal/(kg·d),具体量可参考《中国新生儿营养支持临床应用指南》《中国儿科肠内肠外营养支持临床应用指南》。当肠内营养不足时,需及时PN补充。

5. 肠内营养输注方式

(1)推注法:采用注射器较快推注的方法,但不宜用于胃食管反流和胃排空延迟患儿,需注意推注速度。

(2)重力滴注法:可考虑用于不能耐受推注法且无条件使用肠内营养泵者,需严密监测速度变化而出现的并发症。

(3)间歇输注法:间隔1～4 h缓慢输注,每次输注的时间应持续30 min～2 h(建议应用肠内营养泵),适用于胃食管反流、胃排空延迟和有肺吸入高危因素的患儿。

(4)连续输注法:连续20～24 h泵注,适用于胃食管反流、胃排空延迟、胃肠动力不足、吸收障碍耐间歇输注法不耐受者。如胃潴留量大于每小时滴注量的2倍时,应当减缓喂养速度或喂养的增加速度。

（5）肠内营养以流食、半流食为主，随患儿胃肠耐受情况逐渐过渡到普食。对于CHD术后乳糜胸者，建议给予无脂或低脂饮食。对于胃肠功能欠佳或衰竭者应辅以或全部应用肠外营养支持。

（三）肠外营养（PN）

当肠内营养量不足，或患儿存在肠内营养禁忌证，需及时补充肠外营养。肠外营养支持途径的选择应根据输注天数及营养液制剂的渗透压决定，建议采用CVC或PICC途径输注。将脂肪乳、氨基酸、葡萄糖、维生素、电解质、微量元素等经外周静脉或中心静脉输入，建议采用"三合一"输注方式。新生儿稳定期热量推荐：足月儿70～90 kcal/（kg·d），早产儿80～100 kcal/（kg·d）；幼儿稳定期热量推荐70～90 kcal/（kg·d）。具体量可参考《中国新生儿营养支持临床应用指南》《中国儿科肠内肠外营养支持临床应用指南》。

（四）营养监测

对于正在接受营养支持的CHD患儿需要进行营养监测，主要监测患者营养状况、肠内营养部分、肠外营养等部分。营养状况主要监测患儿体重、身长、头围、上臂围等体格发育指标及白蛋白、视黄醇结合蛋白的实验室指标；肠内营养部分主要监测营养摄入量、导管情况（导管位置、是否通畅、是否有误吸）、胃肠道功能（腹泻、呕吐、便秘）、代谢性问题（脱水、电解质紊乱、再喂养综合征）等；肠外营养部分主要监测营养摄入量、临床体征（皮肤弹性、黄疸、脱水）、体液平衡、实验室检查（电解质、肝肾功、血脂、血糖、微量元素等）、静脉通路监测（渗出、肿胀、肤色等）。

第四节　泌尿系统疾病

一、急性肾小球肾炎

【概述】

急性肾小球肾炎简称急性肾炎是由一组不同病因所致的感染后免疫反应引起的急性弥漫性肾小球炎性病变。本病多见于5～14岁儿童,小于23岁者少见,男女比例为2：1。

急性病肾炎发病前多有呼吸道或皮肤链球菌前驱感染史,主要症状是水肿,为最常见和最早出现的症状,初期多为眼睑及颜面部水肿,渐波及躯干、四肢、呈非凹陷性。少尿,严重者出现无尿。血尿,约30%～70%的患儿有肉眼血尿,呈茶褐色或烟蒂水样,也可呈洗肉水样。蛋白尿、高血压,严重症状表现为严重循环充血、高血压脑病,甚至急性肾衰竭。

导致急性肾小球肾炎的机制包括:① 机体对链球菌的某些抗原成分产生抗体,抗原抗体结合形成免疫复合物,此免疫复合物随血流抵达肾脏,沉积于肾小球基底膜上并激活补体系统,引起免疫和炎症反应,使基底膜损伤,血液成分漏出毛细血管,尿中出现蛋白、红细胞、白细胞和各种管型;② 细胞因子等又能刺激肾小球内皮和系膜细胞肿胀、增生,严重时可有新月体形成,使肾小球滤过率降低,出现少尿、无尿、严重者发生急性肾衰竭。

【营养代谢特点】

肾小球肾炎由于肾小球滤过率降低,导致水钠潴留,细胞外液及 Na^+ 增多、血容量增多,临床上出现了不同程度的水肿、循环充血和高血压,严重者出现高血压脑病。

【营养干预策略】

1. 对于肾小球肾炎的患儿需要进行饮食的管理,尿少水肿时期,需要限制钠盐的摄入,严重病例钠盐限制于60~120 mg/(kg·d),禁止食用一切盐腌制食品。

2. 除非严重少尿或循环充血,一般不必严格限水。

3. 有氮质血症时应限制蛋白质的摄入,0.5 g/(kg·d),以减轻肾脏的负担。

4. 供给高糖饮食,以满足小儿热量的需要。

5. 在尿量增加、水肿消退、血压正常后,可恢复正常饮食,以保证小儿生长发育的需要。

6. 预防:积极锻炼身体,增强体质,避免或减少感染是预防本病的关键,一旦发生了上呼吸道或皮肤感染,应及早运用抗生素彻底治疗。

二、肾病综合征

【概述】

肾病综合征简称肾病,是一组由多种病因所致肾小球基底膜通透性增高,导致大量血浆蛋白自尿丢失引起的一种临床综合征。临床具有四大特点:大量蛋白尿、低蛋白血症、高胆固醇血症、高度水肿。

单纯性肾病:水肿最常见,开始于眼睑、面部、渐及四肢全身,男孩常有阴囊显著水肿,重者出现腹水、胸水、心包积液。水肿呈可凹性;肾炎性肾病:水肿一般不严重,除了具备肾病四大特点外,还有明显血尿、高血压、血清补体下降和不同程度氮质血症。该病常见的并发症有感染、电解质紊乱、血液高凝状态,甚至急性肾功能衰竭。

单纯性肾病的发病可能与T细胞免疫功能紊乱有关;肾炎性肾病可发现免疫球蛋白和补体成分沉积,提示与免疫病理损伤所致肾小球基底膜通透性增高,导致大量血浆蛋白自尿丢失,出现大量蛋白尿;因大量血浆蛋白自尿中丢失,继而造成了低蛋白血症、高度水肿;低蛋白血症影响了脂类代谢,形成了高胆固醇血症。先天性肾病与遗传有关。

【营养代谢特点】

肾病综合征由于肾小球基底膜通透性增高,导致大量血浆蛋白经肾小球滤过,自尿丢失,故出现了大量的蛋白尿;再因为大量血浆蛋白自尿中丢失了,蛋白的丢失超过肝脏合成蛋白的速度使血浆蛋白减少,造成了低蛋白血症;低蛋白血症使血浆胶体渗透压降低,水钠潴留,造成了机体发生水肿;低蛋白血症还影响了脂类代谢,导致患儿血清总胆固醇、三酰甘油、低密度脂蛋白、极低密度脂蛋白增高,形成了高胆固醇血症。

【营养干预策略】

应给予优质蛋白质(乳类、蛋、鱼、家禽等)、少量脂肪、足量碳水化合物及高维生素饮食。

1. 脂肪:少食动物脂肪,以植物性脂肪为宜,脂肪一般为2～4 g/(kg·d),植物油占50%。

2. 热量:总热量依据年龄不同而不同,其中糖类占40%～60%,一般为多糖和纤维,可增加富含可溶性纤维的饮食如燕麦、米及豆类等。

3. 蛋白质:大量蛋白尿期间蛋白的摄入不宜过多,主张儿童蛋白质的供给量为1.2～1.8 g/(kg·d)为宜,尿蛋白消失后长期用糖皮质激素治疗期间应多补充蛋白质,因糖皮质激素可使机体蛋白质分解代谢增强,出现负氮平衡。

4. 水和盐:水肿时应限制钠的摄入,一般为1~2 g/d,严重水肿时则应<1 g/d,待水肿明显好转应渐增加食盐摄入量。水肿时需要限制饮水量,严密观察患儿的"出入量",遵循"量出为入"的基本原则。

5. 维生素及微量元素:肾病综合征患儿长期用皮质激素易引起骨质疏松,并常有低钙血症倾向,应补充维生素D,补充钙、铁、锌。

6. 加强防护、预防感染的发生,适当运动,避免跌伤,按时按量服药,定期复查。

三、急性肾功能衰竭

【概述】

急性肾衰竭(acute renal failure,ARF)简称急性肾衰,指由于各种原因引起的短期内肾功能急剧进行性减退而出现的临床综合征。临床主要表现为氮质血症,水、电解质和酸碱平衡失调。临床表现分为少尿期、利尿期和恢复期。

少尿期尿量急剧减少,甚至无尿。少尿一般持续7~14 d,持续两周以上或在病程中少尿与无尿间歇出现者预后不良。如不采取透析治疗等,大部分患儿死于少尿期。主要表现为:① 水潴留:全身水肿、胸水、腹水,严重者可发生心力衰竭、肺水肿、脑水肿,常为死亡的重要原因。心力衰竭、肺水肿时患儿出现呼吸困难、不能平卧、心率加快、肺底出现湿啰音、下肢水肿等,高血压脑病时患儿出现剧烈头痛、恶心、呕吐、复视或一过性失明,重者出现昏迷、惊厥。② 电解质紊乱:常见高钾、高磷、高镁和低钠、低钙、低氯血症，其中以高钾血症最多见。③ 代谢性酸中毒：表现为精神萎靡、乏力、嗜睡、呼吸深长、面色发灰、口唇樱桃红色，可伴心律不齐。④ 氮质血症：表现为食欲减退、恶心、呕吐、腹部不适、意识障碍、躁动、谵语、抽搐、昏迷等。⑤ 高血压：长期少尿患者可出现不同程度高血压。⑥ 易合并感染：70%左右的患儿合并严重感染，以呼吸道及泌尿道感染为常见，约1/3的患儿死于感染。

利尿期肾小管上皮细胞的功能在一定程度上有所好转，但近端肾小管的重吸收的功能尚未完全恢复，加上肾小球滤过功能有一定改善，故此期出现进行性尿量增多。利尿持续时间不等，一般为1～2周，部分患儿可达1～2个月，此期血尿素氮及肌酐仍可上升，当肾小球滤过率明显增加时，氮质血症才逐渐好转。由于大量排尿，此期可发生低钾血症、低钠血症及脱水。此外，易发生感染、心血管并发症和上消化道出血等。

利尿期以后肾功能逐渐恢复称为恢复期，血尿素氮及肌酐逐渐恢复正常，而肾浓缩功能需数月才能恢复正常，少数患儿留有不可逆的肾功能损害。此期间患儿体质仍较弱，多有消瘦、营养不良、贫血和免疫功能低下等。

常见病因包括肾前性、肾性及肾后性因素。肾前性肾衰竭多因血容量减少，导致肾血流量下降，肾小球的滤过率降低而出现少尿或无尿。见于呕吐、腹泻、脱水、外科手术大出血、烧伤等。此型肾实质并无器质性病变。肾性肾衰竭是儿科肾衰竭最常见的原因，由肾实质损害引起，包括肾小球疾病、肾小管疾病、急性肾间质疾病。肾后性肾衰竭指各种原因引起的泌尿道梗阻所致。常见的因素有尿路结石、尿路梗阻致肾盂积水、双侧输尿管连接部狭窄、先天性尿路畸形、肾结核、肿瘤压迫输尿管等。肾后性的因素多为可逆行的，及时解除病因，肾功能常见恢复。急性肾衰竭的发病机制因病因和病期不同而不同。新生儿期以围生期缺氧、败血症、严重溶血或出血引起者较常见；婴儿期以严重腹泻脱水、重症感染及先天性畸形引起者多见；年长儿则多因肾炎、休克引起。

【营养代谢特点】

肾功能急剧进行性减退而导致机体代谢产物堆积，血尿素氮及肌酐升高，并引起水、电解质代谢紊乱，酸碱失衡从而引起少尿甚至无尿、水潴留、高血压、氮质血症、代谢性酸中毒、高钾血症、高磷血症、低钙血症。ARF被认为是一种促进炎症反应的状态，即使是轻微急性肾损伤，也会诱发系统的免疫反应，有时会导致机体处于分解代谢状态，并会导致机体瘦体重组织丢失，脂肪组织耗竭。

【营养干预策略】

1. 维持体液平衡，坚持"量出为入"原则，准确记录24 h出入量，根据病情控制液体的摄入量，每日液体摄入量=尿量+400 ml，每日定时测体重以了解有无水肿、脱水的情况。

2. 少尿期应限制水、钠、钾、磷和蛋白质的摄入量，蛋白质应限制0.5～1.0 g/（kg·d）为宜，且以优质蛋白质为主，如鸡蛋、瘦肉、奶类蛋白为佳，供给足够的热量，以减少组织蛋白的分解；不能进食者经静脉补充营养，可能需要增加肠外营养液的浓度或肠内营养制剂的热量密度。

3. 如具备血液透析指标，应尽早行血液透析治疗。

4. 透析治疗时因丢失大量蛋白质，所以不需要限制蛋白质入量，长期透析时可输血浆、水解蛋白、氨基酸等。

5. 长时间维持性血液透析者，会导致维生素、部分微量元素丢失,所以须给予高维生素、高钙、低磷、低钾饮食:如含钾高的水果香蕉、干果、坚果、菌类、豆类、干菜都不能食用;蛋黄、海带、动物内脏、虾皮等高磷食物不能食用;可以食用牛奶、鱼虾、芋头、海参、西瓜、苹果等低磷、高钙、高维生素食物。

6. ARF患儿的液体和电解质治疗方案,具体参见表6-2。

表6-2 ARF患儿的液体和电解质治疗方案

营养素	传统	CRRT
液体	非显性丢失[400 mL/(m²·d)+继续损失量]	接近正常液体需求
电解质	密切关注钾和磷	常常需要额外补充钾和磷
热量	基础热量消耗的100%～130%	基础热量消耗的100%～130%
蛋白质	至少达到RDA,高代谢状态可能需要2倍的RDA	RDA的2倍[2～2.5 g/(kg·d)]
维生素	至少达到RDA	RDA的2倍
微量元素	至少达到RDA	达到RDA

7. 血液透析治疗的患儿蛋白质分解代谢程度重,优先考虑饮食治疗,若患儿摄食不足,可经鼻饲管提供肠内营养,胃肠功能障碍者,给予肠外营养支持。

第五节 神经系统疾病

癫痫

【概述】

癫痫(epilepsy)是多种原因导致的脑部神经元高度同

步化异常放电所致的临床综合征,临床表现具有发作性、短暂性、重复性和刻板性的特点。异常放电神经元的位置不同及异常放电波及的范围差异,导致患儿的发作形式不一,可表现为感觉、运动、意识、精神、行为、自主神经功能障碍或兼有之。

癫痫是神经系统常见疾病,流行病学资料显示癫痫的年发病率为(50~70)/10万;患病率约为5‰;死亡率为(1.3~3.6)/10万,为一般人群的2~3倍。我国目前约有900万以上癫痫患者,每年新发癫痫患者65万~70万,30%左右为难治性癫痫,我国的难治性癫痫患者至少在200万以上。

癫痫的临床特点有反复性和发作性两个基本特征。所谓反复性,是指有第一次发作后,间隔一段时间肯定会有第二次、第三次以至多次发作。所谓发作性指癫痫症状突然出现,也突然中止。

性别、发病年龄及发作类型:一般男多于女,以幼儿最多,而且年龄与发作类型也有密切关系,如婴儿痉挛症几乎均发生在1岁以内,运动性发作发病在6岁内,失神发作发病多在1~8岁,其他各型癫痫的首发年龄也多在10岁以内。新生儿癫痫往往隐蔽,且呈局灶发作,年长儿抽搐明显且呈全身性。

发作表现:癫痫各发作类型发生率随年龄而不同,其临床表现与中枢神经系统的成熟程度密切相关。除常见的发生于儿童任何年龄的大发作外,新生儿癫痫其临床表现形式多为刻板的反复性动作,并常伴有异常的眼球运动。

【营养代谢特点】

癫痫是一种阵发性慢性临床综合征,是由于长期反复发作的大脑神经异常放电引起的阵发性的脑功能失常,表现为运动、感觉、意识、行为、自主神经等方面不同程度的障碍。

癫痫病因复杂,急性酒精中毒、水中毒、低血糖、低血钙、维生素 B_6 缺乏等营养障碍都可能成为癫痫发作的原因之一。饮酒、摄入高糖饮食及浓茶、浓咖啡等刺激性食物,也可诱发癫痫的发作。癫痫发作频繁,特别是持续状态时,由于高热、缺氧、呕吐、脱水、酸中毒,营养素消耗增加,而发作后进食过少,或是禁食,使得营养摄入不足,导致营养失调。随着年龄增长,器官功能降低,腺体分泌减少,代谢、免疫功能下降。如果所需营养素如优质蛋白质、维生素、微量元素等补给不足或不当,特别是脂肪过多,则会加速老化过程。发病后,生活能力下降,极易发生饮食营养障碍,会加重癫痫的发展。照护人营养知识缺乏或看护不当:患儿长期摄入不足导致的营养不良。

【营养干预策略】

生酮饮食(ketogenic diet therapy,KDT)是一种高脂、低碳水化合物和适当蛋白质和其他营养素的配方饮食。这一疗法在国外已有近100年的应用历史。国内从2004年开始用于治疗癫痫,近年来研究表明KDT用于孤独症谱系障碍等其他神经系统疾病也有一定效果。生酮饮食由于特殊的食物比例配置,开始较难坚持,但如果癫痫发作控制后,患儿多能良好耐受。

1. 生酮饮食的适应证

(1)难治性儿童癫痫:适用于儿童各年龄段的各种发作类型的难治性癫痫患儿。

(2)葡萄糖转运体Ⅰ缺陷症:由于葡萄糖不能进入脑内,导致癫痫发作、发育迟缓和复杂的运动障碍。

（3）丙酮酸脱氢酶缺乏症：丙酮酸盐不能代谢或乙酰辅酶 A 导致严重的发育障碍和乳酸酸中毒。

2. 禁忌证：患有脂肪酸转运和氧化障碍的疾病者。

3. 治疗原则

（1）治疗前全面临床和营养状况评价：在开始生酮饮食前，需要详细的病史和检查，特别是患儿的饮食习惯，给予记录存档，以评价发作类型、排除生酮饮食的禁忌证；估计易导致并发症的危险因素；完善相关检查。

（2）选择合理食物开始治疗：首先禁食 24～48 h，监测生命体征及微量血糖、血酮、尿酮，若血糖＜2.2 mmol/L 或血酮＞3.0 mmol/L，开始给予生酮饮食。食谱中摄入食物中的脂肪/（蛋白质＋碳水化合物）比例为 4∶1。

（3）正确处理治疗初期常见问题：早期常见的不良反应包括低血糖、过分酮症、酮症不足、恶心、呕吐、困倦或嗜睡、癫痫发作增加或无效等，需要对症处理。

（4）随访：在开始的阶段应与家属保持较密切的联系，稳定后 3～6 个月随访一次。随访的项目包括对患儿营养状况的评估，根据身高、体重和年龄调整食物热量和成分，检测不良反应，进行必要的实验室检查。

（5）停止生酮饮食：如果无效，应逐渐降低生酮饮食的比例，所有摄入食物中的脂肪/（蛋白质＋碳水化合物）比例由 4∶1 降至 3∶1 甚至至 2∶1，直到酮症消失。如果有效，可维持生酮饮食 2～3 年。对于葡萄糖载体缺乏症、丙酮酸脱氢酶缺乏症和结节性硬化的患儿应延长治疗时间。对于发作完全控制的患儿，80% 的人在停止生酮饮食后仍可保持无发作。

4. 不良反应

KDT 总体是安全的，不良反应一般轻微，大多可通过适当的饮食调整避免或缓解，很少因此终止。KDT 常见不良反应：① 胃肠道反应，包括呕吐、便秘、腹泻和腹痛，发生率为12%～50%，可用山莨菪碱、益生菌、食用含有高膳食纤维的蔬菜、调整饮食比例和增加饮水等缓解。② 肾结石发生率为3%～7%，通常不需要停止KDT，且很少需要进行碎石术或手术治疗。增加饮水量、口服枸橼酸钾、避免服用升高尿酸的药物或食物可减少泌尿系统结石的发生。③ 低蛋白血症的发生率为2%，一般见于1岁以内婴儿，KDT 1～2个月或中后期，大多可通过饮食调整恢复，个别严重者需通过静脉滴注矫正。④ 症状性低血糖一般见于启动阶段，KDT稳定后少见。⑤ 其他包括一过性生长发育落后、血脂异常及其他代谢紊乱，一般程度不重，可逆。例如长期接受KDT的儿童可能发生身高增长减慢，停止KDT后可追赶正常。

5. 效果评价与终止

（1）起效时间：癫痫患儿一般在生酮饮食1～2周起效，3个月内效果稳定难治性癫痫持续状态患儿通过KDT控制发作的平均时间为5 d（4～6 d）。建议癫痫患儿KDT启动后至少坚持3个月。

（2）疗效评估：癫痫患儿常用疗效评价指标包括：

1）癫痫发作次数减少。

2）发作程度减轻或发作时间缩短。

3）是否减少抗癫痫药物的使用。

4）行为、认知方面改善。

5）脑电图改善。

（3）终止饮食：接受KDT治疗的癫痫患儿应根据个体反应减停饮食。

1）有效即患儿坚持KDT约2年后，经医生评估后终止者，需要1～3个月逐渐降低饮食脂肪比例，过渡到普通饮食。一般每隔1～3周调整一次。注意碳水化合物的量不要突然增加，以免诱发或加重癫痫发作。

2）无效即经3～6个月合理治疗无效者，可以通过2～4周的时间逐渐过渡到普通饮食。

3）因其他原因（如严重不耐受或患其他严重疾病）需要停止者，可通过每1～2餐降低一次饮食比例，快速恢复到普通饮食。

第六节　新生儿喂养

【概述】

新生儿期：是指新生儿从娩出后断脐开始到整28天前的一段时间。绝大多数新生儿为足月分娩，即胎龄满37周，体重2 500 g以上、无任何疾病。新生儿能量代谢：新生儿出生后第一个月大脑的代谢占基础代谢的60%～65%，故必须提供足够热量才能保证新生儿正常生长发育。影响新生儿热量消耗的因素有：体重、日龄、性别、睡眠、食物、活动、环境温度、疾病状态等（表6-3）。

表6-3　新生儿体力活动分类与消耗

分　类	活　动　情　况	耗能［kcal/(kg·d)］
安静睡眠	闭眼，无身体、手臂腿的活动，可见简单面部运动	0.5 ± 0.0
活动睡眠	闭眼，手和腿动	2.4 ± 0.2
安静清醒	闭眼或睁眼，小但规律的面部运动和肢体运动	2.8 ± 0.4
活动清醒	大部分时间睁眼，经常活动	7.5 ± 0.8
哭	哭	15.1 ± 2.3

新生儿热量需求（表6-4）：小儿机体对热量需求分为5个方面，基础代谢、食物热力作用、活动消耗、排泄损失作用、生长所需。生长所需是小儿特有，年龄越小，相对总热量需要越大。足月新生儿需要460 kJ/（kg·d）[110 kcal/（kg·d）]。在寒冷环境、感染、手术等应激状态时需要增加热量供给。在计算所需热量时应考虑主要供能营养素蛋白质、脂肪、碳水化合物之间的适宜比例（表6-5）：蛋白质：12%～15%；脂肪：30%～35%；碳水化合物：50%～60%，年龄越小，生长发育越快，所需蛋白质也越多。同时还需要注意必需氨基酸、必需脂肪酸的种类和数量，维生素和矿物质的补充。

【母乳喂养】

（一）母乳喂养的实施

1. 尽早开奶

分娩后应母婴同室、尽早开奶。让婴儿娩出后30 min内第一次吸吮乳头，分别吸吮双侧乳头各3～5 min；1 h内与母亲进行肌肤接触，有利于获得初乳并进一步刺激泌乳，增加乳汁分泌，温馨环境、愉悦心情、精神鼓励、乳腺按摩等辅助因素，有助于顺利成功开奶。

2. 坚持母乳喂养

母乳是婴儿最理想的食物，按我国乳母产后6个月内日平均泌乳量750 mL估算，其所含能量及各种营养素，能满足6月龄内婴儿生长发育所需要的全部液体、能量和营养素。此外，母乳有利于肠道健康微生态环境建立和肠道功能成熟，促进免疫系统发育，降低感染性疾病和过敏发生的风险。母乳所含二十二碳六烯酸（DHA）、牛磺酸能满足婴儿大脑及视网膜发育的需要。还可降低儿童肥胖风险。

表6-4 国内外指南推荐的热量和蛋白质摄入

	AAP指南推荐	ESPGHAN指南推荐		中国新生儿营养支持指南推荐			
		110~135		110~135			
		体重<1000 g	体重 1000~1800 g	足月儿	早产儿	<1 kg	1~1.8 kg
热量摄入 [kcal/(kg·d)]	105~130						
蛋白质质量 [g/(kg·d)]	3.0~4.0	4.0~4.5 3.6~4.1 g/100 kcal	3.5~4.0 3.2~3.6 g/100 kcal	2.0~3.0	3.5~4.5	4.0~4.5	3.5~4.0

AAP：美国儿科学会；ESPGHAN：欧洲儿科胃肠病学、肝病学和营养协会

表6-5 新生儿营养的热量和蛋白质推荐

	肠 外 营 养		肠 内 营 养	
	早产儿	足月儿	早产儿	足月儿
热量 [kcal/(kg·d)]	85~115	85~100	110~130	100~115
蛋白质 [g/(kg·d)]	3~4	2.4~2.8	3.5~4.0	2.8~3.5

母乳喂养营造母子情感交流的环境,给婴儿最大的安全感,有利于婴儿心理行为和情感发展。母乳喂养经济、安全又方便,同时有利于避免母体产后体质量恢复到孕前状态,并降低母体乳腺癌、卵巢癌和2型糖尿病的风险。

3. 顺应喂养

婴儿出生后最初几周内,鼓励妈妈每24 h进行8～12次喂养。婴儿出生后2～4周就基本建立了自己的进食规律,家属应明确感知其进食规律的时间信息,婴儿饥饿是按需喂养的基础,饥饿的早期表现包括警觉、身体活动增加、脸部表情增加,后续表现才是哭闹。随着婴儿月龄增加,婴儿胃容量逐渐增大,单次摄入乳量也随之增加,哺喂间隔则会相应延长,喂奶次数减少,逐渐建立起规律哺喂的良好饮食习惯。除了饥饿的表现外,婴儿胃肠道不适或其他身体不舒服,甚至婴儿情绪不佳也会表现出不同状态的哭闹,而非饥饿原因引起的哭闹显然无法通过哺喂得到完全安抚,应考虑非饥饿原因,应积极就医。

4. 维生素D的补充

维生素D的主要生理功能是维持血清钙和磷在正常范围内,维持神经肌肉功能正常和骨骼的健全,是钙代谢的最重要生物调节因子。新生儿皮肤已具备合成足够维生素D的能力,存在内源合成途径,但不足以满足生长发育的需要。而母乳全天泌乳总量中的维生素D约2.5 μg,也不能满足婴儿维生素D的需要。因此婴儿出生后2周应开始补充维生素D 10 μg/d(400 IU/d),可满足婴儿在完全不接触日光照射情况下维生素D的需要。可在母乳喂养前将滴剂定量滴入婴儿口中,然后再进行母乳喂养。对于每日口服补充维生素D有困难者,可每周或者每月口服1次相当剂量的维生素D。纯母乳喂养的婴儿不需要补钙。配方奶粉喂养的婴儿通过合乎国家标准的配方食品,能获得足量的维生素D,不需要额外补充。

5. 何时选择配方奶

任何婴儿配方奶都不能与母乳相媲美,只能作为母乳喂养失败后的无奈选择。出现以下情况:① 婴儿患病:半乳糖血症、苯丙酮尿症等代谢性疾病,需要特殊配方奶喂养;② 母亲患病:活动性结核、水痘、乳房上单纯疱疹等;③ 母亲因各种原因摄入药物和化学物质;④ 经专业人员指导和各种努力后,乳汁分泌仍不足,等不能母乳纯喂养时,建议首选适合6月龄内婴儿的配方奶喂养,不宜直接用普通液态奶、成人奶粉、蛋白粉、豆奶粉等喂养6月龄内婴儿。

6. 动态监测体格发育指标

婴儿正处在生长发育的高峰期,充足的营养是促进体格、智力和免疫功能发展的物质基础,营养缺乏导致的低出生体质量和出生后生长迟缓,以及过度喂养导致的超重、肥胖,都具有明显的远期健康危害。生长发育是所有发展评价指标中最易于获得而又灵敏的观察指标,主要包括体质量、身长等,6月龄前婴儿每半月测量一次身长和体质量,可选用世界卫生组织的《儿童生长曲线》判断其生长状况,出生体质量正常婴儿的最佳生长模式是基本维持其出生时在群体中的分布水平。

7. 有关维生素K的补充

母乳中维生素K含量低,不能满足婴儿的需求。在婴儿正常的肠道菌群建立前,其维生素K需要可能得不到满足,容易发生维生素K缺乏性出血性疾病。此类疾病最早发生在出生后24 h内,典型病例发生在出生后2～5 d,迟发性新生儿出血症发生在纯母乳或以母乳喂养为主并且出生时没有补充维生素K的婴儿，容易发生致命性颅内出血，此类疾病发病凶险、病死率高。出生后及时补充维生素K可有效预防新生儿出血症的发生。故母乳喂养儿从出生到3月龄，可每日口服维生素 K_1 25 μg，也可采用出生后口服维生素 K_1 2 mg，然后到1周和1个月时再分别口服5 mg，共3次；也可由专业人员给新生儿每日肌内注射生素 K_1 1～5 mg，连续3 d，可有效预防新生儿维生素K缺乏性出血症的发生。合格的配方奶粉中添加了足量的维生素 K_1，使用婴儿配方奶粉喂养的混合喂养儿和人工喂养婴儿，一般不需要额外补充维生素K。

（二）母乳喂养常见问题

1. 可以根据以下情况来判断乳汁充足与否

（1）哺喂时，婴儿有节律地吸吮，并可听见明显的吞咽声。

（2）出生后最初2 d，婴儿每日至少排尿1～2次，如果有粉红色尿酸盐结晶的尿，应在生后第3天消失。从出生后第3天开始，每24 h排尿应达到6～8次；如果婴儿尿量不足，尿呈深黄色，提示奶量不足。

（3）出生后24～48 h，新生儿即排出墨绿色的胎粪，每24 h至少排便3～4次，每次大便应多于1大汤匙；粪便转黄时间3～15 d，粪便转黄延迟提示母乳量不足；出生第3天后，每日可排软、黄便4～10次。

（4）此外就是从体格的生长发育来评估。

2. 母乳保存（表6-6）

虽然母乳充足，但有些情况下乳母无法确保在婴儿饥饿时直接喂哺婴儿，如危重早产儿、乳母上班期间等，此时只能采用间接哺喂方式，建议乳母用吸奶泵定时将母乳吸出并储存于冰箱或冰盒内。

（1）保存母乳时，无论室温、冷藏或冷冻保存，均须使用一次性储奶袋或储奶瓶，或使用经严格消毒的储奶瓶，不要用玻璃瓶，以防冻裂。保存母乳时要详细记录取奶时间。

（2）冷冻保存的母乳使用前宜置冰箱冷藏室解冻，在冷藏室不要超过24 h。解冻的母乳不宜再次冷冻。

（3）保存的母乳使用前，先将储奶袋或储奶瓶置温水加热，再倒入喂养奶瓶。对早产儿可在储存母乳倒入喂养奶瓶时，加入母乳添加剂，混匀溶解后再喂哺婴儿。

（4）解冻、加热从冷冻室或冷藏室取出的母乳时务必要缓慢，不要用微波炉来解冻或加热母乳，可以通过流动的水或放在冷藏室过夜来解冻，再把奶瓶放在装有温水（40℃以下）的容器里加热，给孩子喂母乳前，务必要检查其温度。

表6-6 吸出母乳的保存条件和允许保存时间

保 存 条 件 和 温 度	允许保存时间
室温保存 室温存放（20～30℃）	4 h
冷藏 储存于便携式保温冰盒内（15℃以上） 储存于冰箱保鲜区（4℃左右） 储存于冰箱保鲜区，但经常开关冰箱门（4℃以上）	24 h 48 h 24 h
冷冻 冷冻室温度保持于−15～−5℃ 低温冷冻（低于−20℃）	3～6个月 6～12个月

3. 注意监测新生儿血糖

新生儿出生24 h内，血糖水平应持续＞2.5 mmol/L；

出生超过24 h，应持续＞2.8 mmol/L。高危儿*易发生低血糖，出现激惹、呼吸急促、肌张力降低、喂养困难、呼吸暂停、体温不稳定、惊厥或嗜睡等临床症状时，均应在出生后1 h内监测血糖，以后每隔1～2 h复查，直至血糖浓度稳定。无症状低血糖可以继续母乳喂养（每次间隔1～2 h）或按1～3 mL/kg（最高不超过5 mL/kg）喂养挤出的母乳或捐献人乳；如喂养后血糖水平仍很低，应立即进行葡萄糖静脉输注治疗，在此期间母乳喂养仍可继续，但随着血糖的逐渐恢复相应减少输糖量。有临床症状或血糖＜2.6 mmol/L应予以静脉滴注葡萄糖，并于20～30 min后复测血糖，其后每1 h复测1次直至稳定。反复出现低血糖患儿需进一步检查病因。

4. 母乳喂养误区

（1）吸出乳汁再用奶瓶喂哺，可以很容易判断婴儿摄乳量。

（2）为了降低婴儿感染风险，喂奶前需要消毒妈妈乳头。

（3）有些妈妈的乳汁太稀、没有营养，需要添加奶粉补充营养。

（4）母乳喂养过频会使婴儿发胖。

（5）新生儿出生后可暂时用奶粉喂养，等待乳汁分泌。

---

* 高危新生儿的定义：① 胰岛素依赖型糖尿病或妊娠糖尿病母亲的新生儿；② 出生体质量＞4 kg或＜2 kg的新生儿；③ 大于胎龄儿（出生体重＞90%百分位）、小于胎龄儿（出生体重＜10%百分位）或宫内生长受限新生儿；④ 胎龄＜37周早产儿；⑤ 可疑败血症新生儿，或疑有绒毛膜羊膜炎母亲的新生儿；⑥ 具有低血糖症状的新生儿（激惹、呼吸急促、肌张力降低、喂养困难、呼吸暂停、体温不稳定、惊厥或嗜睡）；⑦ 有明显围生期窘迫史或5 min Apgar评分＜5分的新生儿；⑧ 应用平喘药特布他林或β受体阻滞剂母亲的新生儿；⑨ 具有肝大、头小畸形、面部及中枢神经系统前中线畸形、巨体、巨舌或偏侧肢体肥大等体征的新生儿；⑩ 疑患先天性代谢性疾病新生儿。

（6）摄入过多液体（包括汤类食物）可增加母乳分泌量。

5. 母乳相关性黄疸

按需哺乳（每24 h≥8次）有助于预防母乳相关性黄疸的发生，母乳相关性黄疸婴儿不应中断母乳喂养。如果新生儿一般情况好，体重增长符合正常速率，尿、粪便的颜色和量均正常，胆红素水平低于光疗界值，婴儿不需要治疗；当胆红素水平达到光疗指征，允许母亲在婴儿光疗间歇期进行母乳喂养并照顾新生儿。对诊断明确的母乳相关性黄疸婴儿，若一般情况良好，无其他并发症，不影响常规预防接种。

6. 牛奶蛋白过敏

鼓励牛奶蛋白过敏的婴儿继续母乳喂养，但母亲应回避牛奶及其制品的摄入，并补充钙剂（800～1 000 mg/d）；若母亲饮食回避后婴儿症状无缓解时，建议转诊至专科咨询治疗，在6月龄内应每月随访1次，监测生长发育的状况、临床表现，完善必要的检查，适时序惯性转换奶方。

7. 母亲应避免接触的食物及药物

汞可通过乳汁进入孩子体内，对孩子的脑部和神经系统可造成不可逆的损伤。含有大量汞的鱼类包括：鲨鱼、剑鱼、大鲭鱼/青花鱼、方头鱼等。有过敏史的乳母应回避有过敏风险的食物，如果孩子出现湿疹等过敏现象，要回避深海鱼虾类食品。部分药物可影响母亲乳汁生成量或对喂养儿造成伤害，乳母因病需要服药时，不可盲目服用，需要在医生指导下确认该药在母亲哺乳时使用安全。如果哺乳期妇女必须服用某些可能影响喂哺儿的药物时，需要考虑中止母乳喂养。

8. 母亲患特殊疾病时的母乳喂养

（1）巨细胞病毒（cytomegalovirus, CMV）感染：因先天CMV感染患儿的母亲乳汁100%排毒，建议母乳进行巴氏消毒后喂养患儿,考虑到母乳中活性成分在巴氏消毒后会大量损失,也可采用母乳冷冻-20℃3 d以上的方法处理母乳;极低出生体重婴儿采用母乳喂养时,建议对含病毒拷贝数较多的母乳冷冻消毒不少于3 d或巴氏消毒彻底清除病毒,以减少感染机会;免疫缺陷患儿接受排毒母乳前建议使用巴氏消毒处理后食用更安全;健康足月儿母乳病毒排毒对患儿影响小,不建议常规进行母乳病毒清除处理。

(2)乙型肝炎病毒感染:乙型肝炎病毒(HBV)感染的母亲分娩新生儿按"乙型肝炎病毒母婴传播预防临床指南(第1版)"进行预防接种,不管孕妇HBeAg阳性还是阴性,其新生儿都可以母乳喂养,无须检测乳汁中有无HBV-DNA。

(3)HIV感染:我国提出建议是提倡人工喂养,避免母乳喂养,杜绝混合喂养。

9. 其他

(1)哺乳期妇女饮酒时,乙醇可通过乳汁进入孩子体内。饮入1标准杯(相当于含17 g酒精,啤酒约340 g,11度红酒约142 g,40度白酒约43 g)的酒后,母亲的身体需要大约2 h才能将乙醇清除。母亲在饮酒后,应等待2 h后再哺乳。

(2)所有喂哺新生儿的母亲都应该戒烟,因为父母吸烟的孩子可出现呼吸问题、肺部感染或耳部感染。而且,吸烟可使乳汁生成量降低。同时乳母和婴儿的生活环境应避免被动吸烟。

(3)部分咖啡因可通过乳汁进入孩子体内。如果母亲每日喝咖啡超过3杯,孩子可因为咖啡因出现烦躁或难以入睡。一些比较敏感的孩子对很微量的咖啡因即会出现反应,所以需要谨慎对待。

【特殊足月儿喂养策略】

大于胎龄儿（LGA）：是指新生儿出生体重大于同胎龄儿平均出生体重的第90百分位。首选母乳喂养，若必须选择配方奶喂养，控制奶方热量在每100 mL 65～67 kcal（1 kacl≈4.18 kJ）、蛋白质在1.5～2.0 g/（kg·d），减少喂养次数，注意监测体格生长。

小儿胎龄儿（SGA）：是指新生儿出生体重小于同胎龄儿平均出生体重的第10百分位，有早产、足月、过期产SGA之分。足月SGA不推荐使用早产配方奶，仍建议首选母乳喂养，但更应注意监测低血糖、低体温等情况。喂养策略是根据胎龄而不是体重来制定。

特殊疾病新生儿：此处所指特殊疾病包括支气管肺发育不良、复杂青紫型先天性心脏病、消化道畸形术后（短肠综合征）等，此类患儿在奶量、热量密度、奶方等方面需要综合考虑，需要各专科医师共同商议决定。

【新生儿替代喂养】

1. 替代喂养的时机：经专业医师评估、实在无法母乳喂养或只能达到部分母乳喂养的新生儿，可选择适宜新生儿配方进行完全或部分替代喂养，以保证足够的营养摄入。

2. 配方奶种类

（1）标准婴儿配方：适用于大部分婴儿。

（2）早产儿院内配方：根据早产所处不同阶段及罹患不同疾病可选择不同热量的配方。

（3）早产儿出院后配方：适用于胎龄＞34周、体重＞1 800 g出院早产儿。

（4）水解配方和氨基酸配方：适用于有过敏高风险、明确为牛奶蛋白过敏的婴儿。

（5）无乳糖配方：适用于乳糖酶缺乏或暂时不足而不能耐受乳糖的婴儿。

（6）遗传代谢性疾病患儿专用配方：苯丙酮尿症、半乳糖血症、枫糖尿病、甲基丙二酸血症、戊二酸血症等均有专用配方。乳糜胸/乳糜腹也有高中链脂肪配方。此类特殊配方需要在专科医师指导下使用。

3. 注意事项

（1）所有需要替代喂养的婴儿均需要结合其生长发育情况、基础疾病情况选择个体化营养方案，并注意监测体格生长发育情况，避免营养不良和营养过剩。

（2）注意微量元素的补充：正常均衡饮食的母亲母乳可满足正常新生儿除外维生素K和维生素D以外的维生素和微量元素需求。

第七节　营养障碍疾病

一、单纯性肥胖

【概述】

小儿肥胖症是由于长期能量摄入超过消耗，导致体内脂肪过度集聚，体重超过参考值范围的一种慢性营养障碍性疾病。体重超过同性别、同身高正常小儿体重均值的20%即称为肥胖。我国部分城市学龄期儿童超重和肥胖发生率已高达10%以上，95%～97%的肥胖患儿为单纯性肥胖。

小儿单纯性肥胖的病因中热量摄入过多是肥胖的主要原因，其次为活动量过少，遗传因素，其他如进食过快，或饱感中枢和饥饿中枢调节失衡以致多食;精神创伤(如亲人病故或学习成绩低下)以及心理异常;父母大吃大喝的饮食习惯以及"吃得多才能长得壮""越胖越健康"的错误观念,均可导致小儿的过食行为。

【营养代谢特点】

引起肥胖的原因为脂肪细胞数目增多或体积增大。人体脂肪细胞数量的增多主要在出生前3个月、出生后第1年和11～13岁3个阶段,若肥胖发生在这3个时期,即可引起脂肪细胞数目增多性肥胖,治疗较困难且易复发;而不在此脂肪细胞增殖时期发生的肥胖,脂肪细胞体积增大而数目正常,治疗较易奏效。肥胖患者可有下列代谢及内分泌改变。

1. 体温调节与能量代谢:肥胖儿对外界体温的变化反应较不敏感,用于产热的能量消耗较正常儿少,使肥胖儿有低体温倾向。

2. 脂类代谢:肥胖儿常伴有血浆三酰甘油、胆固醇、极低密度脂蛋白(VLDL)及游离脂肪酸增加,但高密度脂蛋白(HDL)减少。故以后易并发动脉硬化、冠心病、高血压、胆石症等疾病。

3. 蛋白质代谢:肥胖者嘌呤代谢异常,血尿酸水平增高,易发生痛风症。

4. 内分泌变化:① 甲状腺功能的变化:总 T4、游离 T4、总 T3、游离 T3、反 T3、蛋白结合碘、吸 ^{131}I 率等均正常,下丘脑-垂体-甲状腺轴也正常,但发现 T3 受体减少,被认为是产热减少的原因。② 甲状旁腺激素及维生素 D 代谢:肥胖儿血清 PTH 水平升高,25-(OH)D_3 及 24,25-(OH)2D_3 水平也增高,可能与肥胖的骨质病变有关。③ 生长激素水平的变化:肥胖儿血浆生长激素减少;睡眠时生长激素分泌高峰消失;在低血糖或精氨酸刺激下,生长激素分泌反应迟钝,但肥胖儿IGF-1分泌正常,胰岛素分泌增加,对生长激素的减少起到了代偿作用,故患儿无明显生长发育障碍。④ 性激素的变化:女性肥胖患儿雌激素水平增高,成年后可有月经不调和不孕;男性患儿因体内脂肪将雄激素芳香化转变为雌激素,雌激素水平增高,成年后可有轻度性功能低下、阳痿,但不影响睾丸发育和精子形成。⑤ 糖皮质激素:肥胖患者尿17-羟类固醇、17-酮类固醇及皮质醇均可增加,但血浆皮质醇正常或轻度增加,昼夜规律存在。⑥ 胰岛素与糖代谢的变化:肥胖者有高胰岛素血症的同时又存在胰岛素抵抗,致糖代谢异常,可出现糖耐量减低或糖尿病。

【营养干预策略】

儿童及青少年在饮食中要保持食物的多样化,注意荤素兼顾、粗细搭配,保证谷类、豆类、鱼、肉、奶和蔬菜的摄入。低热量、低脂肪、低糖、高蛋白质、丰富维生素和矿物质是膳食的基本原则。一日三餐,两餐间隔4～5 h;三餐提供的热量分别占全天总热量的比例为早餐占30%,午餐占40%,晚餐占30%;蛋白质、脂肪、碳水化合物的供热比例分别为12%～14%、25%～30%、55%～65%。鼓励儿童多吃新鲜水果、蔬菜和全谷类食品。在控制总热量摄入的同时,要保证蛋白质、维生素、矿物质的充足供应,避免加餐、食用零食,吃饭时间应维持20～30 min。超重和肥胖儿童多选择新鲜蔬菜和水果、鱼、虾、蛋、奶、牛肉、脱皮禽类、豆腐、豆浆,喝白开水及不添加糖的鲜果蔬汁;少选择含氢化植物油的各种糕点、糖果、蜜饯、巧克力、冷饮、甜点心、膨化食品、西式快餐、肥肉、黄油、油炸食品以及各种含糖饮料。

二、儿童糖尿病

【概述】

糖尿病是严重威胁儿童、青少年健康的一种慢性全身性疾病,是以高血糖为特征的一种代谢异常的遗传异质性疾病。儿童时期糖尿病绝大多数是1型糖尿病,但近年来儿童、青少年2型糖尿病的发病趋势随着儿童肥胖的快速增加呈现相一致的上升趋势,对儿童、青少年2型糖尿病的防治已成为重要的临床课题。

1型糖尿病的确切病因仍不明确,目前认为与胰岛自身免疫、遗传易感性及环境因素密切相关。临床表现:一般起病较急;常因感染、饮食不当或情绪激动诱发起病。典型临床表现为"三多一少":即多饮、多尿、多食、消瘦,部分患儿表现为疲倦、乏力;夜尿增多、遗尿等常为糖尿病的早期表现部分患儿合并有酮症酸中毒,出现呕吐、腹痛、嗜睡,甚至昏迷,呼吸深长而不规则,呼气中带有酮味(烂苹果味),严重者甚至危及生命。

【营养代谢特点】

胰岛素的主要生理功能是促进合成代谢、抑制分解代谢,它是体内唯一促进能源储备和降低血糖的激素。一旦胰岛素不足或缺乏,或组织对胰岛素的生物反应性减低,可引起碳水化合物、脂肪、蛋白质、水与电解质等物质代谢紊乱。

【营养干预策略】

儿童糖尿病是终身的内分泌代谢性疾病。儿童糖尿病的治疗是综合性的,包括胰岛素、饮食管理和身体的适应能力,还应加强精神心理的治疗。由于儿童糖尿病多数为胰岛素依赖型,故应正确掌握进餐与用药的时间,以防止酮中毒和低血糖的发生。为提高营养治疗的效果,在总能量保持不变的情况下,用多进餐方法(每日5～6餐),有利于防止低血糖的发生,使血糖保持在一个比较平稳的水平。

（一）目标

提供适合糖尿病儿童的平衡膳食,维持或达到理想体重,保证儿童正常生长发育;使糖尿病儿童的血糖及其他代谢指标达到或接近正常水平,减少各种急、慢性并发症的发生;构建良好的膳食模式,配合合理的学习和运动习惯,提高生活质量。

（二）原则

因患儿处于生长发育阶段,过度限制饮食往往会造成不良结局。每日进食应定时、定量,勿吃额外食品,饮食控制以能保持正常体重,减少血糖波动,维持正常血脂为原则。既要满足患儿生长发育及活动的需要,又能维持血糖、血脂等代谢指标的正常。

1. 热量供给应以满足患儿正常生长发育及日常活动的需要为原则。糖尿病儿童热量摄入应遵循“总量控制”原则,全日摄入热量可参照计算公式拟订:总热量(kcal)=1 000+年龄 × 系数(公式系数:70～100)。公式中系数可结合年龄选择:＜3岁按100,3～6岁按90,7～10岁按80,＞10岁按70,再根据糖尿病儿童的营养情况、体力活动量及应激状况等因素调整为个体化的热量推荐值(不同年龄段推荐每日营养素摄入量见表6-7)。0～12个月婴儿热量摄入推荐80～90 kcal(kg·d)。控制总热量的同时应平衡膳食，每日总热量摄入宜按如下分配：碳水化合物占50%～55%，脂肪占25%～35%，蛋白占15%～20%。

表6-7　中国居民膳食碳水化合物、脂肪酸参考摄入量（DRIs）

人　群	总碳水化合物/(g/d)	亚油酸/(%E[b])	α-亚麻酸/(%E)	EPA+DHA/(g/d)
	EAR	AI	AI	AI
0岁～	65（AI）	7.3（0.15g[c]）	0.87	0.10[d]
0.5岁～	80（AI）	6	0.66	0.10[d]
1岁～	120	4	0.6	0.10[d]
4岁～	120	4	0.6	——
7岁～	120	4	0.6	——
11岁～	150	4	0.6	——
14岁～	150	4	0.6	——
18岁～	120	4	0.6	——

a：未定制参考值者用"——"表示。
b：%E为占热量的百分比。
c：为花生四烯酸。
d：DHA。
注：我国2岁以上儿童及成人膳食中来源于食品工业加工产生的反式脂肪酸的UL为＜1%E。

2. 蛋白质是确保糖尿病患儿正常生长发育的重要营养素，供给量占总热量的25%，其中优质蛋白质应占总蛋白质的1/3～1/2。里脊肉、鸡胸肉、鱼虾类食品蛋白质含量丰富，而脂肪含量却远低于瘦猪肉，是动物蛋白质的首选。豆制品不仅富含优质蛋白质，其所含的膳食纤维、大豆皂苷等成分有利于控制血糖水平，宜多选用。奶制品也是补充优质蛋白质的良好来源，但需注意存在乳糖不耐受症者不宜食用。当糖尿病患儿出现持续性微量蛋白尿时可减少蛋白质摄入,但仍需保证生长发育,推荐蛋白摄入量为每日0.8 g/kg。

3. 脂肪供热比为25%～30%,原则是限制饱和脂肪酸和胆固醇摄入量。应控制烹调用油量,不吃或少吃油煎、油炸食品。对富含动物脂肪和高胆固醇食品应予以适当控制。动物脂肪富含饱和脂肪酸,长期过多摄入易导致脂代谢异常,引起动脉粥样硬化。推荐的膳食脂肪组成:单不饱和脂肪酸在总热量摄入的占比宜达到10%～20%,多不饱和脂肪酸的摄入量不超过10%,推荐糖尿病儿童每周1～2次80～120 g鱼的摄入(油炸鱼除外),以提供n-3多不饱和脂肪。饱和脂肪酸和反式脂肪酸的摄入量应少于总热量的10%,尽量减少反式脂肪酸的摄入,每日胆固醇摄入量不超过300 mg。

4. 糖尿病患儿总热量的50%～60%应来自碳水化合物。糖尿病患儿宜选用多糖类作为碳水化合物的主要来源,慎用单糖和双糖。宜选用GI值偏低的食物,如豆类、粗粮和奶制品等;慎用精制米面。

5. 新鲜蔬菜可作为维生素C、胡萝卜素和矿物质的主要来源。饥饿感明显者,通过多食蔬菜可增加饱腹感。血糖较稳定者,可在两餐之间适量进食低糖水果。糖尿病儿童每日食盐推荐量:1～3岁:2.5 g/d,4～8岁:3 g/d;≥9岁:3.8 g/d,摄入高限为6 g/d。

6. 充足的膳食纤维摄入:可溶性膳食纤维能延缓食物成分在肠道的吸收,降低餐后血糖。不溶性膳食纤维能促进肠蠕动,防止便秘。可通过食用粗粮、蔬菜和豆类获取足够的膳食纤维。膳食纤维可延缓碳水化合物的消化和吸收,改善糖脂类代谢,并且高膳食纤维食物可以增加饱腹感,因此鼓励摄入各种富含纤维的食物,特别是富含可溶性纤维的蔬菜、水果、豆类、薯类、全谷类食物。推荐糖尿病儿童的膳食纤维摄入量应达到并超过健康儿童的推荐摄入量，具体推荐量为 14 g/1 000 kcal（超过 1 岁）。食物加工会造成纤维流失，因此推荐非精制的高纤维食物。

【营养护理】

（一）营养护理要点

1. 加强营养宣教：饮食管理是糖尿病护理工作中的重要环节。通过营养教育将糖尿病的相关营养知识教给家长，使其真正意识到终生进行饮食控制对儿童糖尿病治疗的重要性，正确掌握，自觉遵守。

2. 进行营养筛查和评定，关注患儿的进食及体格发育情况。密切观察病情，监测血气、电解质、血糖、尿糖及酮体的变化。胰岛素用量过大或在注射胰岛素后作用最强的时间内，如没按时按量进餐或增加活动量可引起低血糖，表现为饥饿感、心慌、手抖、软弱无力、多汗、脉速，严重者可有惊厥、昏迷甚至休克。一旦发生应立即平卧，进食糖水，必要时静脉注射 50% 葡萄糖溶液 40 mL，待患儿清醒后再进食，以防再度昏迷。

（二）食物选择

教会患儿和家长调配和控制饮食的方法，以及怎样正确调换食物。

1. 宜选用食物：① 各种米面，其中应包括部分富含膳食纤维的粗粮；② 各种畜禽的瘦肉和鱼类；③ 大豆及其制品；④ 新鲜蔬菜及含糖低的水果；⑤ 菌藻类；⑥ 油脂应以植物油为主。出现酮症酸中毒时，可管饲肠内营养剂或匀浆膳。

2. 忌用或少用食物：① 忌食蜜饯、甜点心、果酱、糖果等含糖量高的食物；② 禁用辛辣刺激性食品；③ 忌用肥肉、动物油脂、油酥甜点心、奶油雪糕、巧克力等；④ 少用油煎、油炸等高温高脂食品；⑤ 如食用土豆、芋头、藕等淀粉多的食物应减去相应的部分主食。

糖尿病儿童及青少年在长期的治疗中有着特殊的需求并随着年龄而不断变化，故营养治疗方案应有别于成人糖尿病的营养治疗指南及经验。儿童、青少年糖尿病营养治疗首先要保证糖尿病儿童充足和恰当的热量摄入和营养成分，从而获得良好的生长、发育和健康。营养治疗应在营养师的指导下对糖尿病儿童进行营养评估，制定相应的个体化营养治疗方案并监测和调整。通过调整热量摄入、改善营养素结构以满足生长发育需要并帮助糖尿病儿童的血糖控制达标，进而延缓糖尿病急性和慢性并发症的发生发展。建立健康积极的饮食生活习惯，制定适应儿童期生长发育不同阶段的个体化饮食治疗方案，从而保持糖尿病儿童身体和心理的双重健康。目前在糖尿病营养治疗方面，我国需要更多相关的临床实践和研究以合理规范并推行适应我国糖尿病儿童青少年饮食生活习惯的营养治疗，提高儿童青少年糖尿病的血糖管理及生活质量。

三、高脂血症

【概述】

高脂血症（hyperlipoidemia）又称高脂蛋白血症，主要是指机体血浆中胆固醇和（或）甘油水平升高。另外，血浆中高密度脂蛋白水平降低也是一种血脂代谢紊乱，并多与胆固醇和三酰甘油水平升高同时存在，有人建议称为脂质异常血症更准确。

高脂血症是一类较常见的疾病，一般分为原发性和继发性两大类，原发性属遗传性脂代谢异常，继发性常见于控制不良糖尿病、肥胖病、乙醇中毒、甲状腺功能减退、肾病综合征、肾衰竭、退行性球蛋白血症、胆汁淤积、胆道阻塞、肝病、急性扑啉病、药物反应等。

高脂血症患儿，由于血浆中脂蛋白水平升高，血液黏稠度增加，血流速度缓慢，血氧饱和度降低。表现为倦怠、易困，肢体末端麻木、感觉障碍，记忆力减退、反应迟钝等。出现动脉硬化或原有动脉硬化加重、细小动脉阻塞时，出现相应靶器官功能障碍。

【营养代谢特点】

高脂血症时营养素代谢出现改变。一般正常成年人，膳食胆固醇摄入量以不超过300 mg/d为宜，每增加100 mg，男性血浆胆固醇水平将增加0.038 mmol/L，女性增加0.073 mmol/L。虽然随胆固醇摄入量增加，其吸收率下降，但其绝对量仍将增加，这是引起血浆胆固醇升高的最主要原因。高脂肪膳食易导致血浆胆固醇水平升高。脂肪不仅能促进胆汁分泌，其水解产物还有利于形成混合微脂粒，并能促进胆固醇在黏膜细胞中进一步参与形成乳糜微粒，转运入血，从而使血浆胆固醇水平升高。膳食中饱和脂肪酸含量过高，也可使血浆胆固醇升高，主要是因为饱和脂肪酸能抑制低密度脂蛋白受体活性。其作用机制可能与以下方面有关：① 抑制胆固醇在肝内合成；② 促进调节性氧化类固醇形成；③ 降低细胞表面低密度脂蛋白活性；④ 促进无活性胆固醇转入活性；⑤ 降低低密度脂蛋白与其受体的亲和性。植物性食物中的胆固醇和膳食纤维可以影响机体对胆固醇的吸收，从而降低胆固醇水平。高脂血症患儿宜适当增加膳食纤维的摄入。

【营养干预策略】

营养干预的目的是合理膳食，有利于控制血脂，保护心血管、肝脏等重要脏器；降低发病率，减少并发症，提高生活质量；控制血脂及各项指标。

营养干预的原则是严格控制脂肪摄入；调整脂肪类型，以不饱和脂肪酸替代饱和脂肪酸；多摄入富含膳食纤维的植物性食物，肥胖者要控制体重，低胆固醇膳食，每日胆固醇摄入量控制在 200 mg 以下，忌用动物内脏等胆固醇含量高的食物。

1. 宜食用

（1）富含膳食野维的蔬菜、瓜果（如芹菜、韭菜、油菜、茭白、黄瓜）、木耳、香菇、荸荠、粗粮等。

（2）富含多不饱和脂肪酸的深海鱼类。

（3）乳及乳制品、豆类及豆制品。

（4）食用油宜选用植物油，如豆油。

（5）若单独补充深海鱼油，应同时加服维生素 E，以防止脂质过氧化。

（6）茶叶虽具有明显的降血脂作用，但不建议小儿常食用。

2. 忌（少）食用物

（1）动物性油脂（鱼油除外）。

（2）胆固醇含量高的动物内脏（尤其是脑）、蛋黄、鱼籽、蟹籽、蛤贝类等。

第八节　遗传代谢性疾病

一、苯丙酮尿症

【概述】

苯丙酮尿症（phenylketonuria，PKU）是因苯丙氨酸羟化酶基因突变导致的一种可造成儿童智力损害的常染色体隐性遗传病。按照临床表现PKU可分为五类：经典型、轻型、暂时性、高苯丙氨酸血症和BH4缺乏症。98%～99%的PKU患儿是由于肝脏苯丙氨酸羟化酶（phenylalanine hydroxylase，PAH）基因突变，1%～2%的患儿是由于四氢生物蝶呤（BH4）缺乏，导致苯丙氨酸（phenylalanine，Phe）代谢紊乱。正常情况下Phe在肝脏PAH以及辅助因子BH4的作用下转化为酪氨酸。任何情况下的PAH或BH4缺乏都会导致大量Phe不能被羟化为酪氨酸，使得Phe经转氨基作用生成苯丙酮酸，大量的苯丙酮酸在血液与组织中堆积并排泄于尿液中。Phe的代谢产物在中枢神经蓄积病产生毒性，在不治疗的情况下会产生不可逆的神经系统损害，如智力发育落后、烦躁、抑郁、多动、孤独症倾向等精神行为异常。

PKU患儿出生时正常，进奶以后，一般在3～6个月出现症状，1岁时症状明显。神经系统早期可表现为精神行为异常，继之智力发育落后日渐明显；因黑色素合成不足，出生后数月毛发、皮肤色泽变浅，皮肤干燥常伴湿疹；汗及尿液有特殊鼠尿味。

【营养代谢特点】

PKU患儿的智能障碍是由体内过量的Phe和旁路代谢产物的神经毒素作用引起,要防止脑损伤,只要减少从食物中摄取的Phe。Phe是人体的必需氨基酸之一,自身无法合成,必须从食物中摄取。因此,患儿每日的Phe摄入量必须维持在不引起脑损害和满足生长发育所需的量之间。

【营养干预策略】

PKU目前还没有治愈的方法,但却是遗传疾病中极少数可治疗的疾病。特殊饮食治疗是治疗 PKU 的有效手段,治疗越早,效果越好,并且需要坚持终身。

婴儿期主要采用无(低)苯丙氨酸的奶粉配方奶治疗,待血浓度将至理想浓度时,可逐渐少量添加天然饮食,其中首选母乳。因母乳不仅营养丰富,而且苯丙氨酸含量低,仅为牛乳的1/3。2个月时可添加果汁、果泥。3～4个月时开始添加蛋黄及米汤等,蛋黄的添加从1/4个开始,1个蛋黄18～20 g,含苯丙氨酸100～120 mg,添加时最好每周查血,根据血浓度调整饮食,即保证饮食多样,又要保证血苯丙氨酸不要出现大的波动。如血苯丙氨酸浓度在理想控制范围内(表6-8),饮食无明显变化时,可每月监测1～2次。

表6-8　不同年龄血苯丙氨酸理想浓度控制范围

年　　龄	血苯丙氨酸浓度（μmol/L）
0～1岁	120～240
1～12岁	120～360
＞12岁	120～600

轻型适量补充营养对于血清苯丙氨酸低于20 mg的轻型患儿来说,不必严格限制饮食,仅需限制蛋白质每日摄入1.2～2.0 g/kg即可。

PAH缺乏症饮食治疗需根据患儿苯丙氨酸耐受量来限制天然蛋白摄入量,同时补充无苯丙氨酸特殊医学用途配方食品和低苯丙氨酸食物。苯丙氨酸耐受量指血苯丙氨酸浓度维持在推荐范围时,PAH缺乏症患儿每日膳食中苯丙氨酸的总摄入量。苯丙氨酸耐受量随年龄增长有增加,通常在2～5岁时达到稳定。

低苯丙氨酸饮食治疗需严格限制天然蛋白质,但仍需提供一定量的来自天然食物的苯丙氨酸。需要严格限制肉、蛋、奶、海鲜、豆制品等高蛋白食物,部分限制坚果、谷类制品以及一些特殊蔬菜,如扁豆、毛豆、菌菇等中等蛋白含量的食物,需回避人造甜味剂阿斯巴甜(含50%的苯丙氨酸)。常见食物(100 g)中的蛋白质和苯丙氨酸含量见表6-9。

表6-9　常见食物(100 g)中的蛋白质、苯丙氨酸含量

食　物	蛋白质 (g)	苯丙氨酸 (mg)	食　物	蛋白质 (g)	苯丙氨酸 (mg)
猪里脊	20.2	748	小麦粉	10.3	528
猪肋肉	10.8	430	粳米	7.2	383
鸡肉	19.3	728	小米	9.0	494
黄鱼	17.7	671	马铃薯	2.0	67
海虾	16.8	685	大白菜	1.4	39
鸡蛋黄	15.2	588	西红柿	0.9	20
鹌鹑蛋	12.8	583	南瓜	0.7	17
牛奶	3.0	117	香蕉	1.4	46
母乳	1.3	36	苹果	0.2	11

推荐特殊医学用途配方食品：① 全面营养补充的特殊医学用途配方食品。以L-氨基酸为基础的无苯丙氨酸配方奶粉可提供足够的蛋白质、脂肪、碳水化合物、维生素和矿物质等营养素，通常添加了充足的酪氨酸和长链多不饱和脂肪酸，摄入量足够的情况下患儿不容易出现酪氨酸和必需脂肪酸的缺乏，但注意需要根据年龄段选择适宜的类型。② 单一营养补充的特殊医学用途配方食品。主要指以L-氨基酸为基础的无苯丙氨酸的蛋白粉，未添加脂肪、碳水化合物、维生素和矿物质等营养素，不能作为唯一营养来源，但可用于大龄患儿的部分蛋白质来源。

应用低苯丙氨酸食物：低苯丙氨酸食物是指每100 g食物所含苯丙氨酸低于50 mg的食物，相当于所含蛋白质低于1 g的食物，可提供热量而几乎不影响患儿的血苯丙氨酸水平，包括几乎所有水果和大部分蔬菜（不包括豆类）、糖类、脂肪以及由低蛋白质米、面制成的主食等。

营养处方的制定：根据患儿的年龄、性别和体重，评估蛋白质和热量的需要量，同时结合苯丙氨酸耐受量制定营养处方。对于经典型PKU患者，利用表6-10找到该年龄段总蛋白质推荐摄入量，按特殊医学用途配方食品提供50%～85%蛋白质比例的原则，计算每日特殊医学用途配方食品摄入量和所提供的热量，即〔相应年龄段总蛋白质推荐摄入量×（0.5～0.85）〕÷特殊医学用途食品蛋白质含量（蛋白质/g）=特殊医学用途食品克数。患儿每日所需剩余的15%～50%的蛋白质及热量，均来自天然食物和低苯丙氨酸食物。为保证血苯丙氨酸浓度平稳，每日所需特殊医学用途食品及苯丙氨酸含量较高的天然食物应至少分3次摄入。

表6-10 苯丙酮尿症患儿苯丙氨酸、酪氨酸和蛋白质RNI范围

年 龄	苯丙氨酸（mg/d）	酪氨酸（mg/d）	蛋白质[g/(kg·d)]
0～<3月龄	130～430	1 100～1 300	2.5～3.0
3～<6月龄	135～400	1 400～2 100	2.0～3.0
6～<9月龄	145～370	2 500～3 000	2.0～2.5
9～<12月龄	135～330	2 500～3 000	2.0～2.5
1～<4岁	200～320	2 800～3 500	1.5～2.1
4岁～成人	200～1 100	4 000～6 000	同年龄RNI（g/d）的120%～140%

注：RNI为推荐营养摄入量，单位为g/d

对于BH4缺乏症患儿的治疗，不但需要长期补充BH4，还需要补充神经递质前质左旋多巴、卡比多巴及5-羟色氨酸。DHPR缺乏的患儿还需要更大剂量的BH4并补充叶酸。近几年来，研究人员发现部分经典型PKU患儿也会对BH4疗法敏感。对BH4疗法敏感的PKU患儿通常其临床症状较轻，通过补充BH4后患儿对Phe的耐受度大幅度提高，可以使他们不用严苛地限制蛋白质的摄入。部分患儿甚至可以完全不用限制Phe的摄入。

二、糖原贮积症

【概述】

糖原贮积症（glycogen storage disease，GSD）是一组由于先天性酶缺陷所造成的代谢性疾病，其共同生化体征是糖原代谢异常。因缺陷的酶不同而被分为12型，临床表现多样，容易造成漏诊和误诊。

糖原贮积症Ⅰ型是由于肝、肾和小肠的葡萄糖6磷酸酶缺陷所致,是肝糖原贮积症中最常见类型。主要有GSDⅠa和GSDⅠb两种亚型,Ⅰa型约占80%,因葡萄糖-6-磷酸酶(G6PC)先天性缺陷所致;Ⅰb型约占20%,因G6PC转运体(G6PT)缺陷所致。G6PT可将6-磷酸葡萄糖(G6P)从胞质转运到内质网腔,并被G6PC分解成葡萄糖和磷酸。G6PC在肝脏、肾脏、小肠等组织中表达,而G6PT在人体各种组织中均有表达,但G6PT仅在G6PC存在下转运G6P的功能才明显,故两者对维持血糖稳定均发挥重要作用。

临床表现:新生儿低血糖和乳酸酸中毒,但更多表现为婴儿期肝大,生长落后,鼻出血,大便次数增多。智力发育多正常,多有娃娃脸面容。特异性生化改变有低血糖、乳酸酸中毒、高脂血症和高尿酸血症及肝酶升高。长期并发症有肝脏腺瘤、肝腺瘤恶变、进行性肾功能不全等。

【营养代谢特点】

葡萄糖-6-磷酸酶转运体可将6-磷酸葡萄糖(G6P)从细胞质转运到内质网腔,并被葡萄糖-6-磷酸酶催化亚单位(G6PC)分解成葡萄糖和磷酸。两者对维持血糖稳定发挥重要作用。缺陷均可导致低血糖。血糖降低使升糖激素分泌增多,G6P转化为丙酮酸的旁路亢进,丙酮酸继续酵解产生大量乳酸。另一方面,低血糖使脂肪大量动员,脂肪分解的中间代谢物增多致高脂血症、脂肪肝等。G6PC的底物G6P堆积使戊糖代谢旁路活跃,产生过量嘌呤,嘌呤分解产生大量尿酸导致尿酸血症。

【营养干预策略】

GSD的本质是血糖水平不稳定,常发生低血糖,治疗目的在于预防低血糖,避免神经系统损害、延缓远期并发症的发生和保证正常生长发育。

1. 糖原贮积症 I 型

饮食治疗主要通过增加进餐次数维持血糖水平正常。婴儿期可每 2～3 h 母乳或麦芽糊精喂养 1 次,6 个月后可改用生玉米淀粉替代麦芽糊精,幼儿期:每次 1.0～1.5 g/kg,间隔 4～6 h 1 次;儿童期:每次 1.5～2.0 g/kg,4～6 h 一次。由于 GSD 特殊的代谢特点,国际指南共识均明确肯定了以生玉米淀粉(raw corn starch, RCS)为主的特殊营养干预是其重要基础治疗之一。夜间可口服 2～3 次 RCS,或采用胃导管法将葡萄糖或葡萄糖聚合物通过胃微造瘘口注入胃肠道。

膳食结构方面,碳水化合物需占总能量的 60%～65%,理论上,乳糖、果糖、蔗糖等应该严格限制摄入,但患儿仍应补充适量水果和乳制品以满足生长发育所需;蛋白质供热占 10%～15%,以优质蛋白质为主;脂肪摄入占 20%～30%,以亚油酸等不饱和脂肪酸为主。患儿对空腹耐受性低,进食间隔时间延长或过度运动都可能导致急性代谢紊乱,处理原则是尽快恢复血糖水平和纠正酸中毒。适当补充维生素 D 和维生素 B_1、钙、铁。因鱼肝油能加速脂蛋白氧化促进动脉粥样硬化,故应避免常规添加。

2. 糖原累积 II 型

建议高蛋白质、低碳水化合物饮食,并保证足够的能量、维生素及微量元素的摄入。

3. 糖原累积 III 型

增加进餐次数和生玉米淀粉饮食,婴儿期主要治疗方法为高蛋白饮食和频繁喂养(每 3～4 h 1 次)以保证血糖在正常范围,少数患儿需要夜间胃管喂养。由于果糖和乳糖能够利用,故无须给予特殊配方奶。1岁左右时开始可每日给予4次生玉米淀粉,每次1～2 g/kg以维持血糖正常,同时推荐蛋白质摄入量为3 g/(kg·d)。

三、肝豆状核变性

【概述】

肝豆状核变性(Hepatolenticular degeneration, HLD)又名威尔逊病(Wilson's disease, WD),因P型ATP7B基因异常,导致铜在体内储积。以肝硬化、眼角膜K-F环和锥体外系损害三大表现为临床特征。

从出生开始到发病前为无症状期。随着体内铜沉积量的增加,患儿逐渐出现器官受损的症状,发病年龄以5～12岁发病最多见,少数儿童在入托体检时发现肝功能异常而被诊断。临床表现以肝脏损害最常见,可呈慢性或者急性发病。肝上表现轻重不一,可表现有肝硬化、慢性活动性肝炎、急性或亚急性肝炎和爆发性肝炎等,有时出诊就发现有肝硬化。神经系统也较为常见,多在10岁以后出现程度不等的锥体外系异常,如腱反射亢进、病理反射等,有肌张力改变、精细动作困难、肢体震颤、面无表情、构音及书写困难等。其他伴发的症状可有溶血性贫血、血尿或蛋白尿,精神心理异常的。眼睛角膜早期可正常,晚期患儿在眼角膜出现K-F环。

肝豆状核变性是常染色体隐性遗传相关的铜代谢障碍性疾病。肝脏是进行铜代谢的主要器官。铜的摄入主要来源于食物,以Cu^{2+}的形式参与代谢。细胞膜内外Cu^{2+}的转运体是P型ATP酶,即ATP7A和ATP7B两种酶。ATP7B酶主要将Cu^{2+}递交给铜蓝蛋白并使多余的铜经胆汁排泄。该病是由于编码 P 型 ATP 酶的 ATP7B 基因突变,影响铜的分泌及排泄所致铜沉积在肝脏和脑等重要脏器组织中,影响细胞的正常功能。

【营养代谢特点】

铜在许多代谢过程中具有重要作用,包括作为许多重要酶的辅助因子,每日的正常饮食中,可提供 2~5 mg 的铜,其中98%的铜通过肝脏排泄到胆汁中。小肠通过各种金属转运体吸收食物中的铜,并通过铜转运 P 型 ATP 酶进入门静脉循环。铜由肝脏通过铜转运体1(copper transporter 1, CTR1)从门静脉循环中吸收。在细胞质中,重要的清除蛋白如金属硫蛋白和谷胱甘肽保护肝细胞免受铜的毒性作用。ATP7B 转运蛋白通过在正常条件下将铜结合到血浆铜蓝蛋白中,促进铜的稳态,然后分泌到血液中。当铜过多时,ATP7B 蛋白会向肝细胞的管状部分移动,发挥其载体功能从而促进铜从胆道系统排出。当 ATP7B 基因突变,进而其功能改变(如 Wilson 病),ATP7B 转运蛋白缺失或功能减弱,导致铜排泄障碍。

【营养干预策略】

减少铜沉积是治疗本病的关键。而早期诊断、规范驱铜治疗可以改善 WD 预后,甚至达到临床长期缓解,反之则可进展至终末期肝病或严重运动功能障碍,影响患儿生存期及生活质量。系统治疗包括低铜高蛋白质饮食、抑制铜肠道吸收、促进铜排出等。

我国营养学会认为,膳食中铜的适宜摄入量儿童为 0.4~1.2 mg/d,青少年及成人为1.8~2.0 mg/d。蛋白质是构成组织和修复细胞的重要物质,还有保护肝的功能,且蛋白质的分解产物氨基酸可与铜结合,促进铜的排泄。一般给予1.25~2 g/(kg·d)的蛋白质,可选用蛋清、牛奶及奶制品等优质蛋白质。含铜量低,适宜日常吃的食物:精面粉、萝卜、藕、芹菜、小白菜、精瘦肉、土豆、橘子、苹果、桃子及砂糖等。

避免铜含量高的食物,如动物内脏、贝壳类、蘑菇、蚕豆、豌豆、玉米、菠菜和巧克力等。

在合理营养搭配的同时,注意精细烹调,增加患儿对低铜膳食的顺应性。

第九节　儿童围术期

【概述】

儿童由于生长发育迅速,新陈代谢旺盛,摄入的膳食应当保证有足够的营养,满足体内新组织和旧组织的修复,以进行正常生理活动,避免发生营养缺乏性疾病。一些疾病导致的营养摄入不足和(或)热量消耗增加,可能造成儿童营养不良。围术期的各种创伤所导致的应激和代谢改变,如内分泌激素和炎症介质的释放,糖原、脂肪和蛋白质的分解以及需要额外热量来修复创伤等,都可能加重患儿的营养不良。

围术期是围绕手术的一个全过程,从决定患儿需要接受手术治疗开始,到手术治疗直至基本康复,包含手术前、手术中及手术后的一段时间,具体是指从确定手术治疗时起,直到与这次手术有关的治疗基本结束为止,时间约在术前5~7 d至术后7~12 d。手术是一种创伤性治疗手段,对机体也是一种损害。围术期禁食、手术创伤引起的应激状态、体液丢失及器官功能丧失等多种因素导致患儿体内营养物质消耗增加、营养障碍及免疫功能受损。另外，患儿因疾病本身、食欲不佳等原因在住院时普遍存在营养不良的现象，这将严重影响患儿的预后。营养不良可导致患儿对手术的耐受力下降、增加手术的危险性，并使得术后发生感染、切口愈合延迟等并发症的危险性增加。因此，改善围术期患儿的营养状况是手术成功的重要因素之一。优化的围术期代谢调理和营养管理，能减轻患儿分解状态和瘦组织的丢失，促进蛋白质合成，从而减少并发症的发生，为最佳的创伤愈合和恢复提供保障。

【营养代谢特点】

围术期的营养代谢特点主要体现在术前禁食引起的饥饿和手术创伤导致的应激状态所引起的一系列内分泌和代谢变化。

1. 饥饿时的代谢变化：为了避免麻醉引起的呕吐，术前常需禁饮禁食，机体对饥饿的代谢反应是调节机体的能量需要，减少活动和降低基础代谢率，减少热量消耗，从而减少机体组成的分解。主要包括：① 内分泌及代谢变化：主要有胰岛素、胰高血糖素、生长激素、儿茶酚胺、甲状腺素、肾上腺皮质激素及抗利尿激素等，这些激素的变化直接影响机体的糖类、蛋白质及脂肪等的代谢。② 机体组成的改变：饥饿导致机体组成发生显著变化，包括水分丢失，大量脂肪和蛋白质不可避免地被分解，使组织、器官重量减轻，功能下降等。

2. 创伤后代谢变化：外科手术，特别是大手术，是一种应激状态，可引起多种激素的分泌发生变化。患儿在入院时多存在基础性疾病，且住院期间受液体量限制、影像学检查、手术操作等影响造成喂养中断。在手术严重应激等因素作用下，主要代谢特点有：① 机体的分解代谢率增大；② 蛋白质分解大于合成；③ 患儿基础代谢率增加，出现负氮平衡和低蛋白血症；④ 糖类及脂肪代谢紊乱，种种因素导致营养风险增加和营养不良，从而使机体免疫功能下降、原发病加重和并发症的出现，严重影响患儿的预后。

【营养干预策略】

围术期患儿的营养支持主要为术前营养支持、术前禁食、术中营养支持，术营养支持及出院后营养指导几部分。营养支持治疗途径分为肠内营养（EN）和肠外营养（PN）。营养支持治疗应优先选用口服营养补充或管饲EN，如果EN无法满足热量需求或希望在短时间内改善营养状况时可行EN+PN，有EN禁忌证时或EN不能满足机体需要时需行PN。

1. 营养不良风险筛查（营养风险筛查）

对手术患儿，均应在入院后24 h内进行营养风险筛查，对存在营养不良风险的患儿需进行全面的营养评定。在临床工作中，医务人员通常先对住院患儿进行营养风险筛查（一般可由护士完成，再由营养科医师进行更进一步的综合营养评定）。营养状况评估常用的指标包括膳食调查、人体测量、临床检查、实验室指标等。

2. 术前营养支持

按照我国儿童围术期营养管理专家共识，手术范围不大、损伤不重、营养状态好的患儿，术前无须进行营养支持治疗。轻度营养不良患儿，建议进行术前短期（7～10 d）营养支持；重度营养不良患儿，需接受14 d甚至更长时间的营养支持治疗。对于存在营养不良风险或已经存在中、重度营养不良或手术范围大、损伤程度较重的择期手术患儿，应在术前给予7～14 d的营养支持，部分重度营养不良患者，可酌情延长至1个月。术前营养支持特别强调蛋白质补充，有利于术后恢复。

术前营养支持的方式有肠内营养（EN）和肠外营养（PN）。优先选择经口营养或肠内营养，根据患儿个体情况设定每日营养目标。

（1）肠内营养，术前EN可以是院内营养支持，也可以是院前营养支持，即家庭肠内营养。EN禁忌证有肠梗阻、严重休克、严重腹泻或吸收不良、重度消化道出血、腹腔或肠道感染等；EN支持方式有经口喂养、管饲喂养（详见第三章）。

1）经口喂养适用于有完好吸吮和吞咽功能且胃肠道耐受性良好的患儿。对于低危营养风险的患儿，推荐术前进食高蛋白质食物（如鸡蛋、鱼、瘦肉、奶制品）和含碳水化合物的饮食。

2）管饲喂养适用于胃肠道有一定功能，但无法经口进食或进食后引起并发症的患儿，可根据胃肠道耐受性分别选择按时分次给予、间隙重力滴注、肠内营养输注泵连续输注。按时分次给予适用于喂养管端位于胃内和胃肠功能良好者，但不宜用于胃食管反流和胃排空延迟的患儿。间隙重力滴注适用于胃食管反流、胃排空延迟或造瘘后高流量丢失肠液等疾病的患儿。连续输注尤其适用于病情危重、胃肠道功能和耐受性较差、经十二指肠或空肠造口管饲等。

3）EN制剂选择：母乳是进行EN的首选；对于不具备母乳喂养条件或有特殊需求的患儿，可采用人工喂养，应根据患儿病情和消化道功能选用合适的营养制剂和途径。

（2）肠外营养，PN禁忌证有严重水、电解质、酸碱平衡失调，凝血功能异常；休克。术前营养支持应优先利用消化道功能，首选EN，包括口服营养补充或者管饲EN，但对于存在严重营养不良的患儿，当不能通过EN或通过EN无法充分满足患儿营养需求时，或许需要在术前给予补充性肠外营养或者完全性营养（详见第四章）。

3. 术前禁食

术前禁食可以有效减少甚至避免患儿术中因反流而导致误吸，但长时间的术前禁食禁饮，可增加手术前患儿的饥饿、烦躁、紧张等不良反应，增加术后胰岛素抵抗，加速术后分解代谢。儿童胃容量较成人小，胃排空时间短，饥饿口渴感尤为显著，更加重了术前哭闹、紧张等不良反应。我院实行的禁食原则为：患儿在择期手术前6 h内禁止食用固体食物，婴儿可母乳喂养至术前4 h，配方奶可喂养至术前6 h，在择期手术前2 h可以饮用液体（包括水、葡萄糖），而术前给予允许范围内的饮水，对患儿的胃容量及pH无影响，但可以改善患儿和父母的舒适感，减少婴儿的口渴感，降低患儿术前脱水的风险。

4. 术中营养支持

外科医生在手术时根据患儿手术情况、营养状况、消化道功能预先安排术后营养支持的途径。对于预计术后不能经口喂养或经口进食无法达到营养目标或部分消化道与功能障碍的患儿，在手术中可以建立经鼻置管或者造口置管的EN途径。预计术后需要一段时间的PN时，可以在麻醉下行中心静脉置管或由外周静脉向中心静脉置管。

5. 术后营养支持

术前营养支持的患儿，术后继续营养支持；术后出现严重并发症者,因代谢需要增加和禁食时间延长,需进行营养支持。对于营养不良的患儿,术后营养支持应当持续实施4周或更长时间,具体持续时间应根据手术情况和患儿营养不良的程度决定。术后进行的营养支持途径也包括EN和PN。

（1）肠内营养：EN可以通过口服、经胃管、经空肠管供给,优先选择经口喂养途径。EN不耐受的常见症状有腹胀、腹痛、腹泻、呕吐或胃潴留。若不耐受,可采取：① 减慢EN的速度；② 改用含有可溶性膳食纤维的配方；③ 如考虑消化道吸收功能受损,可更换为要素配方或深度水解配方；④ 如怀疑胃排空延迟,需考虑减少镇静剂的使用剂量,换用低脂配方的制剂等；⑤ 对非消化道和腹腔手术的患儿,推荐麻醉清醒后恢复肛门排气排便后即可进食；⑥ 对涉及消化道和腹腔手术的患儿,术后应尽早开始EN。

（2）肠外营养：患儿术后无法经肠道摄取营养或EN摄入不足时,应通过完全或部分PN供给热量、液体和营养物质。肠外营养制剂多有氨基酸、脂肪乳剂、葡萄糖液体与电解质、微量元素和维生素组成。PN时应根据患儿病情提供恰当的能量及营养成分,注意防治PN并发症。PN并发症主要包括气胸、血管损伤、胸导管损伤、空气栓塞、导管移位、感染、糖代谢紊乱、肝功能异常、血栓性静脉炎等。长期使用PN的患儿,应定期监测肝肾功能、血清蛋白等实验室指标和患儿生长发育情况。

6. 出院后营养指导

术后患儿应定期随访,多数患儿术后经口摄入量都不充足,出院应当密切关注食物摄入。定期随访,指导家长进行营养支持。

附图：儿童围术期营养干预路径

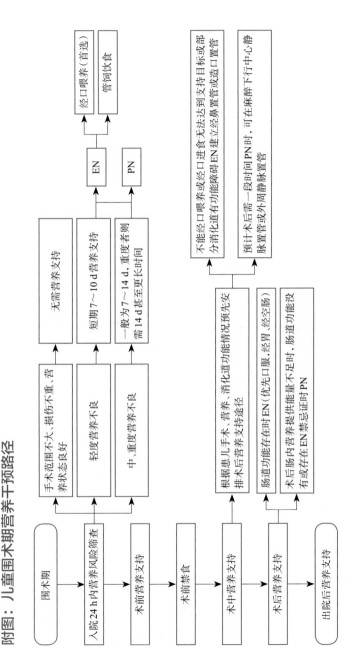

第十节　外科疾病

一、大面积烧伤患儿的营养支持

【概述】

烧伤是指各种热力、光源、化学腐蚀剂、放射线等因素所致,始于皮肤,由表及里的一种损伤。烧伤的严重程度和烧伤面积有密切关系,现在常用的计算面积的方法是中国九分法,即全身体表面积划分为若干个9%的等份:成人头颈部占体表面积的9%;双上肢各占9%;躯干前后(各占13%)及会阴部(占1%)占3×9%(27%);臀部及双下肢占5×9%+1%(46%)。儿童由于特殊的解剖特点,除了头颈部及双下肢面积有特殊的公式外,其他部位同成年人九分法。

$$头颈部面积(\%)=9+(12-年龄)$$
$$双下肢面积(\%)=46-(12-年龄)$$

人体对烧伤的反应会随着损伤的严重程度而有所不同,大面积烧伤的局部及全身反应都很明显,会出现以下3个阶段的病理生理与临床表现:

1. 休克期:大面积烧伤后,烧伤局部微血管扩张,通透性增加,最早会出现的反应是体液渗出。烧伤后的体液渗出自伤后数分钟开始,至2～3 h最快,8 h达高峰,48 h后趋于稳定并开始回收,导致血液浓缩,有效循环血量减少,儿童全身血容量相比于成年人更少,因此更易发生低血容量性休克。这个时期多表现为烧伤局部或全身反应性水肿,创面大量液体渗出,尿量减少,心率增快,出现口渴、烦躁不安等症状。

2. 感染期:大面积严重烧伤所致的全身应激性反应,对致病菌的易感性增加,早期即会并发全身性感染。儿童免疫系统发育不成熟,抗感染能力较成年人差,因此烧伤后更易发生感染;此外,神经系统发育亦不完善,大脑皮质的兴奋和抑制容易扩散,皮质下中枢兴奋很多,容易发生呕吐,惊厥;体温调节中枢不稳定,极易发生高热;消化系统发育不完善,烧伤后易发生腹泻及营养不良等。

3. 修复期:伤后5～8 d至痊愈,这段时间相对较长,存在创面感染,焦痂脱落及愈合等一系列问题。儿童处于生长发育期,烧伤后容易发生瘢痕增生及挛缩。

【营养代谢特点】

大面积烧伤患儿早期体液渗出而导致蛋白质丢失增加,营养消耗增加,机体分解代谢增强,呈负氮平衡,主要表现为氧消耗增多、代谢率增高、糖异生、脂肪代谢、蛋白质分解以及尿氮排量增加,形成超高代谢,机体营养储备大量消耗,当摄入及利用不能满足机体需要时可出现严重营养不良、免疫功能下降、并发感染等。烧伤患儿营养需求量较大,对蛋白质的需求量更高。有效的营养支持治疗,有利于维持正氮平衡,控制感染,提供必要的能量和营养,改善患儿的代谢和免疫功能,促进创面愈合。

【营养干预策略】

烧伤后由于发生分解代谢反应,导致体重下降,体内脂肪和细胞减少。蛋白质为应激反应时提供高效的能源储备,蛋白质的丢失常伴随功能的下降。烧伤后营养障碍主要表现为：低蛋白血症、贫血、电解质紊乱、维生素缺乏和免疫功能低下，临床可观察到消瘦、体重下降、创面愈合迟延、抗感染能力差。会导致严重的继发性损害，而单纯补充营养即不能减轻代谢反应，也不能满足代谢需求。烧伤后代谢反应可分为3个阶段，即代谢低潮期、代谢高潮期和随后的恢复期。代谢低潮期为创伤后立即表现为血流动力学不稳定，组织充盈减少，儿茶酚胺释放，此期代谢特征为耗氧量下降及代谢率降低。代谢高潮期紧接着"低潮期"，特征是机体耗氧量增加，静息能量代谢（REE）增加，底物利用提高，钾、氮盐丢失加速。急性期过后的恢复期烧伤表面逐渐愈合，此期能量需求很高，严重烧伤患儿这一期甚至需要持续2年。

1. 热量代谢：烧伤后2～3 d出现代谢旺盛阶段，代谢改变是产热过度和氧耗增加，同时有心动过速和发热。最初几周内即代谢高潮期热量消耗明显增加，增加的持续时间根据烧伤面积大小而不同，之后逐渐恢复正常。烧伤面积20%以上烧伤后代谢率可增加50%～100%。

2. 蛋白质的代谢：代谢旺盛阶段之前，有一个尿氮排出量减少的阶段，烧伤后第二日尿氮排除增加，分解反应与烧伤程度大致平行，负氮平衡可持续数周，主要是由于大量蛋白质从皮肤创面丢失以及骨骼肌蛋白质分解代谢显著增加所致，可持续数日或数周。同时发生磷、钙、镁及硫的丢失。这表明分解反应涉及全身组织，特别是肌肉，使体重下降。

3. 糖代谢：烧伤后经常出现血糖急剧增加的高血糖现象，有时在短时间内尿中也含糖，故摄入高碳水化合物对机体不利。

4. 脂肪代谢：烧伤后，身体的组织消耗波及皮下脂肪及体内其他部位的脂肪贮备。体内产生的热量大部分来自脂类的氧化,但并不出现酮症,严重烧伤者每日脂肪丢失量达600 g以上。

【营养干预策略】

中重度烧伤均应根据病情制定营养治疗计划,通过胃肠道或静脉补充所需营养物质。注意补充时各营养素相互之间比例要合适,总量要足够患儿所需但不能超量,适当补充维生素和微量元素。

（一）营养支持的时机

一般认为严重烧伤早期,强调纠正体液丢失,改善组织灌流量和氧供,维护器官功能,防止进一步损伤,待血流动力学稳定后可早期进行营养支持。

1. 休克期:烧伤后1～2天内,患儿应激反应严重,此时以静脉补液纠正休克治疗为主。应特别注意休克期喂养,因休克期胃肠蠕动减弱,贲门松弛,胃肠功能受到抑制,此时不宜经胃肠道供应过多饮食,特别要限制患儿的饮水量,防止大量饮水造成呕吐或急性胃扩张,可以置"鼻-空肠导管"经肠内营养泵控制持续给予少量肠内营养制剂以保护胃肠结构和功能。

2. 感染期:休克期过后,患儿进入代谢旺盛期,此时创面坏死组织逐渐脱痂,易发生创面感染,严重时可出现全身感染。患儿需补充大量营养物质,此期通过营养治疗主要是改善高代谢状态,缩短高代谢反应期,改善负氮平衡,促进创面修复。休克期过后多数患儿胃肠道功能逐渐恢复,但不能承受突然大剂量的营养供给,因此,早期可以肠内营养联合肠外营养方式,注意胃肠道补充营养制剂应逐渐增加用量,胃肠功能基本康复,可以减少静脉营养,过渡到完全胃肠营养。如口服有困难,可置鼻-胃管,鼻-空肠导管给予肠内营养液。如患儿有严重消化道功能紊乱,且周围静脉不能利用,可以考虑中心静脉插管进行营养支持。

3. 康复期:这个时期患儿创面大部分愈合,全身情况逐渐好转,应注意继续营养支持,促进患儿痊愈。应以胃肠道营养为主,给予高蛋白质、高热量、富含维生素的膳食。

(二)营养途径选择

严重烧伤后的营养支持方式有胃肠内和胃肠外(静脉)营养两种途径,因多数烧伤患儿胃肠道功能尚好,应首先考虑肠内营养为主,肠外营养为辅。严重烧伤患儿休克期体液重新分配可致肠壁明显水肿,加重胃肠轻瘫。创伤后早期,通常12 h内开始肠内营养非常重要,除非存在禁忌证,包括血流动力学不稳定、需要大剂量血管加压素或严重腹胀的患儿。大多数烧伤患儿能耐受早期肠内营养,但早期肠内营养可引起一些严重并发症,如肠坏死。有研究表明,肠坏死可能与烧伤的面积、液体复苏的量和正性肌力药物的需求等相关。早期经胃途径给予营养治疗,成功率高。延迟肠内营养可导致胃肠道轻瘫。

1. 肠内营养

烧伤患儿如其他危重症患儿一样,应优先选用肠内营养。以往认为大面积严重烧伤患儿由于伤后应激反应,造成早期胃肠功能抑制,多主张禁食,等待胃肠功能恢复后才进行胃肠营养。近年来的研究显示肠道是创伤应激反应时的中心器官,禁食可导致肠黏膜萎缩,绒毛高度下降,肠黏膜通透性增加,发生细菌和毒素的移位等,有可能引起肠源性感染,多器官功能衰竭等严重并发症。研究发现,烧伤早期空肠和回肠尚保持一定功能,能接受适量的营养物质,肠内营养能增加血流灌注,刺激肠道IgA分泌,维持肠黏膜完整和肠道动力,同时降低烧伤后高代谢反应,改善氮平衡,改善全身营养状况,减少伤后并发症。因此,自20世纪80年代以来,烧伤后早期肠道营养逐渐在临床采用,并开展了一系列研究工作。

胃肠内营养主要通过口服和管饲两种方法。① 口服法:口服为烧伤患儿补充营养的主要途径,但要有较好的胃肠功能。应注意首先要少量多次逐渐增加饮食,从流食,半流食过渡到普通饮食,高蛋白质饮食;其次既要尊重患儿饮食习惯又要合理调配,以优质、易消化、营养成分齐全为原则,做到形式多样化增强患儿食欲;要注意保持患儿大便通畅。② 管饲法:目前常用于烧伤患儿的胃肠营养管主要有"鼻-胃管"和"鼻-空肠导管",用于胃肠道功能好,但进食困难者;或严重烧伤患儿休克期喂养及早期的营养补充。鼻-胃管容易放置,但也容易脱出。鼻-空肠管耐受性好,且可以24 h持续喂养。对于面部严重烧伤或由于手术原因无法经鼻腔置管的患儿,可选择内镜下经皮穿刺胃造瘘或空肠造瘘(PEG或PEJ),X线评估管位置。

输入肠内营养液时最好持续匀速,在肠内营养输液泵控制下24 h持续输注为佳,早期速度不要过快,根据患儿病情做适当调整,防止出现腹胀、腹泻、呕吐等胃肠道副反应,注意补充水分避免因高渗、脱水发生管饲综合征,注意保持营养液及输入管道的清洁,预防感染性腹泻。

管饲时严密监测防止误吸,缓慢经胃或经幽门后持续输注的耐受性好于推注法。经幽门后喂养的同时可继续行胃肠减压。应用肠内营养可能出现喂养不足,坚持全肠内喂养并逐渐使能量需求达到足量。如果肠内营养不能达到需要量,应同时实施肠外营养支持,补充不足部分。两种方式可以互补。

腹泻是管饲常见并发症。原因包括抗生素的使用,肠内营养渗透压过高、输注速度过快。添加膳食纤维是缓解腹泻的办法。需要注意的是,大量阿片类镇静剂的使用可以引起严重便秘及胃排空延迟。严重烧伤者,经幽门后途径给予营养支持可有效解决上述问题,甚至可以在长期外科治疗过程中维持管饲,避免营养延迟输送。推荐自肠内营养开始即使用含纤维素的营养制剂改善便秘。

2. 肠外营养

肠外营养(parenteral nutrition,PN)非烧伤患儿首选,但可以纠正和预防由于肠衰竭导致肠内营养不足,而挽救生命。虽然既往有研究显示肠外营养可增加烧伤患儿的病死率,但最近的研究显示谨慎地给予肠外营养,尤其是控制葡萄糖输注速度,使其与碳水化合物氧化速率保持一致,对于单独使用肠内营养不能满足机体热量摄入的患儿而言,肠外营养是安全的选择。PN途径可通过周围静脉,但严重烧伤患儿因全身多处皮肤受伤,浅静脉利用较困难,一般选择头静脉、大隐静脉、股静脉等管径较粗大的静脉进行补液。应特别注意保护静脉通道,选择等渗液体输入。PN还可以经中心静脉途径进行营养支持,但烧伤患儿因创面存在时间较长,常伴有创面感染,中心静脉插管后,易发生感染和脓毒症的风险。除非外周植入中心静脉导管(PICC),否则同一部位正常皮肤置管时间不得超过7 d。肠外营养需注意避免过度能量和碳水化合物的摄入,与肠内营养支持相比,肠外营养更易发生过度喂养,故烧伤治疗管理中每日监测热量需求很重要。

二、先天性巨结肠患儿营养支持治疗

【概述】

先天性巨结肠，又称先天性无神经节细胞症或赫什朋病（Hirschsprung disease，HD），是由于直肠和结肠远端的肠管持续痉挛，粪便淤滞在近端结肠，使该段肠管肥厚扩张，扩张段多位于乙状结肠，严重者可波及降结肠、横结肠，肠壁肥厚质地坚韧，肠管表面失去红润光泽，结肠带变宽，结肠袋消失，肠蠕动减少，肠腔内含有大量的积粪，偶能触及粪石。本病是婴儿常见的先天性肠道畸形，目前认为是多基因遗传和环境因素共同作用而造成的结果。本病的病理是痉挛段肠管肠壁肌间和黏膜下神经丛内缺乏神经节细胞，无髓鞘的副交感神经纤维数量增加，形态增粗增大，密集交织成束，扩张段肠管肌层肥厚黏膜炎症，可伴有小溃疡，肠壁肌间和黏膜下神经节细胞正常。先天性巨结肠的临床分型包括有常见型、短段型、超短段型、长段型、全结肠型、全肠型。

先天性巨结肠患儿的临床表现有，胎便排出延迟，顽固性便秘和腹胀、呕吐、营养不良、发育迟缓，直肠指检直肠壶腹空虚。常有的并发症包括小肠结肠炎、肠穿孔和继发感染等。病变肠管及内括约肌因出现痉挛、狭窄和缺乏正常的肠蠕动功能，从而形成了功能性的肠梗阻，出现粪便潴留、腹胀、大便不能排出等，长期的慢性梗阻，会导致患儿出现食欲不佳、营养吸收障碍、生长发育差、贫血、低蛋白血症等，甚至因为因抵抗力低下出现肠炎肠穿孔或感染衰竭危及患儿生命。

由于粪便不能正常排出，患儿会发生不同程度的肠梗阻症状，往往需要辅助排便的方法协助其排出粪便。如果辅助排便的方法失去效果,患儿会出现进行性的便秘加重,腹部逐渐膨隆,可数天甚至1周或更长时间不排便。当患儿出现低位型肠梗阻时,可伴有呕吐情况发生,呕吐物多为奶液或进食后的食糜,患儿常常因肠梗阻和脱水需要灌肠、输液治疗才能缓解病情。

先天性巨结肠的治疗方式主要包括保守治疗和手术治疗,如患儿一般情况差,肠梗阻症状严重,或合并有肠炎以及其他的先天畸形者,易暂行肠造瘘手术,待控制感染,加强营养支持配合,使用静脉营养治疗,一般状况改善以后再行根治手术。如患儿一般情况尚好,疑为巨结肠同源病者,可先试行保守治疗:① 口服缓泻剂,帮助排便;② 使用开塞露灌肠或者使用扩肛棒等,刺激肛门括约肌诱发排便;③ 生理盐水灌肠,每日生理盐水灌入,配合腹部的按摩,促使粪水排出。

【营养代谢特点】

随着现代医学的发展,尤其是加速康复外科理念的提出,人们对消化道手术的患儿营养问题愈加重视。对营养有风险的消化道疾病患儿进行全面的营养评估和合理的营养干预,才能保证安全有效及时地进行营养支持治疗,对存在营养风险和已有营养不良的患儿进行营养支持,能够补充热量,促进正当平衡,调节机体的免疫功能,使机体进行正常或接近正常的代谢,降低手术后相关并发症的发生。

肠道是营养吸收的重要场所,如果肠道本身出现了疾病,将会直接影响营养物质的消化和吸收,而营养不良又会对胃肠道疾病的预后造成不利的影响,因此,合理的营养支持对肠道疾病的患儿康复起到非常重要的作用。

先天性巨结肠患儿因病变肠管及内括约肌痉挛,狭窄和缺乏正常的蠕动功能,形成功能性的肠梗阻,长期慢性的梗阻结果必然导致患儿食欲不佳、营养吸收障碍、生长发育差、贫血、低蛋白血症等情况的发生。由于长期营养不良患儿消瘦,发育迟缓,随着患儿年龄的增加,以上的情况会变得越为明显。当患儿抵抗力低下,还会经常发生上呼吸道及肠道的感染,加之肠道内大量细菌繁殖,毒素吸收,也会造成心脏、肝脏、肾脏等各重要脏器功能的损害,严重时还会造成患儿全身水肿。

【营养干预策略】

先天性巨结肠患儿在接受手术前应予营养评估,术前应给予患儿营养干预以提升蛋白质的吸收,促进患儿内环境的稳定,保证各器官功能结构处于良好状态,以最佳的营养和生理状态迎接手术,提高手术的成功性,也利于降低术后的相关并发症发生的风险。

先天性巨结肠在保守治疗期间应注意饮食护理,婴儿期应保证患儿的足量乳类的补充,其他年龄阶段的患儿应保证均衡的饮食,在足够的水分摄入的前提下,还应补充适量的纤维素。

一、术前营养干预

患儿在手术前需经过1~2周的回流灌肠治疗,在此期间应该更加注意患儿肠内营养支持。配合每日灌洗治疗及给予高蛋白质、易消化、少渣饮食,如患儿喂养困难,可使用鼻胃管进行管饲,可请营养科会诊给予半要素配方和高热卡配方饮食,以便于在短期内纠正营养不良,同时还能减少患儿肠道内粪渣的形成减少粪便嵌顿阻塞肠管的情况发生。患儿肠内营养无法获得所需足够营养,可考虑配合使用肠外营养治疗进行补充。如患儿接受营养支持治疗7～10 d后,营养问题仍未得到改善,建议手术推迟。

手术前避免长时间的禁食和禁水,及时评估患儿血生化指标,发现患儿有无低蛋白低血糖等情况发生,以便及时针对此类情况给予处理,针对性的给予葡萄糖、电解质等液体补充,必要时可以给予肠外营养支持治疗。患儿术前三天饮食类型改为无渣或母乳饮食,以防止过早禁食禁水致患儿饥饿性哭闹、口渴,诱发脱水、低血糖,甚至加重患儿的应激状态,根据中国医师协会麻醉学医师分会制定的《促进术后康复的麻醉管理专家共识》,麻醉前2 h仍可口服清饮料,减少饥饿感,加速机体代谢,增加肝糖原储备,降低麻醉风险。术前合理的营养干预,这样处理有利于术中液体的管理,减轻术后胰岛素抵抗,保证手术过程中内环境稳定。

二、术后营养干预

患儿手术后,根据肠道切除的多少再决定营养治疗的方案,如果只有少部分结肠肠道切除的患儿,基本不影响营养消化和吸收,不需要特殊的营养支持。而大部分结肠肠管被切除,甚至小部分小肠被切除的患儿,可能会出现大便次数增加,大便性状过稀甚至呈水样大便,形成长期慢性的腹泻症状,此类患儿给予半要素配方或深度水解配方,建议使用鼻饲、推注或泵注的方法,延长食物在肠道内停留的时间,减轻了胃肠道反射,增加营养物质消化和吸收的能力和程度。

术后早期患儿不能经口进食,应给予全肠外营养治疗,再根据术中肠管切除和肠功能恢复情况,逐步开始手术以后的肠内营养支持治疗。术后早期进食能促进肠道蠕动的恢复,维持肠道屏障功能,避免肠道菌群移位。术后肠内营养和肠外营养配合同步进行逐步过渡到正常饮食,如患儿不能完全自主进食,可配合管饲进行肠内营养治疗,提倡优先选择母乳,如母乳无法获取时,则可使用水解蛋白配方的奶粉。为避免患儿因蛋白质供应不足造成持续的负氮平衡,导致预后不良发生相关并发症等,推荐蛋白质最低摄取量不应低于 1.5 g/(kg·d);对于小婴儿及存在严重并发症的患儿,蛋白质摄取量应达到 2～3 g/(kg·d)才能维持正氮平衡。

先天性巨结肠这一疾病本身在诊疗方面就存在高度的复杂性,因其不同的病理分型和并发的其他病症,在患儿围术期的治疗管理中,不能用同一种营养治疗方案去救治所有的患儿,需要为患儿提供个性化的精准营养治疗方案,才能促进患儿疾病的康复。

三、短肠综合征患儿营养治疗

【概述】

短肠综合征(short bowel syndrome, SBS)是指引各种原因引起广泛小肠切除或旷置后,肠道吸收面积显著减少,残存的功能性肠管不能维持患儿营养需要,从而导致水、电解质代谢紊乱以及各种营养物质吸收障碍的综合征。儿科短肠综合征多由于小肠大部分切除、疾病需要旷置肠管、先天性短肠、小肠吸收能力障碍等因素造成,临床特征有营养不良、体重减轻、腹泻和电解质紊乱等。SBS 患儿正常生长发育的需求无法得到满足,肠管切除过多的结果时需要肠外营养支持,儿科最常见导致短肠综合征的疾病有肠闭锁、坏死性肠炎、腹裂、全消化道无神经节细胞症等,其中坏死性肠炎是导致新生儿期短肠综合征的首要原因。

临床表现有严重腹泻、水电解质紊乱、代谢障碍、营养吸收不良、维生素缺乏等,短肠患儿长期营养状态的恶化可导致多器官功能衰竭。

短肠综合征按照切除肠管后剩余肠道解剖结构分型可分为Ⅲ型5个种类,分别为Ⅰ型:空肠造口型;Ⅱ型:小肠结肠吻合型(Ⅱ-A型空肠为主型,Ⅱ-B型回肠为主型),无回盲瓣;Ⅲ型:小肠小肠吻合型(Ⅲ-A型空肠为主型,Ⅲ-B型回肠为主型),保留回盲瓣。Ⅰ型SBS是病情最严重的一种类型,难以摆脱对PN的依赖;Ⅱ型SBS主要表现为渐进的营养不良;Ⅲ型SBS由于回盲瓣的存在,通常与预后较好。新生儿期由于先天性肛肠畸形、肠坏死合并休克、腹腔内广泛感染造成肠穿孔等一系列的危急患儿生命的疾病需要为患儿行小肠造瘘手术,尽管造瘘口远端剩余小肠长度足够长但部分患儿因造瘘部位相对较高如空肠近端造瘘,使得大量肠液经造口丢失,造成患儿出现水电解质紊乱、生长发育迟缓,且长期依赖静脉营养支持,其表现与短肠综合征的患儿相同,此类患儿出现暂时性的短肠综合征。

SBS的内科治疗是以支持治疗、肠外营养治疗、肠内营养治疗等方式为主,维持患儿营养需求,发挥剩余肠管功能,为肠适应过程提供足够的时间。SBS的外科治疗目的在于扩展肠道面积,增加肠管长度,减慢食物在肠道内运送的速度,便于消化吸收,逐步诱导肠适应肠康复。随着肠内营养的发展和要素饮食的应用,短肠综合征治疗方法已日趋成熟,治疗效果已显著提高。为提高患儿的生存率,需积极促进残余小肠的代偿功能,优化营养支持治疗方案,提高疗效并减少相关并发症的发生。

广泛肠切除导致的主要问题是肠吸收面积的丧失,由此导致营养物质吸收障碍和营养不良,以及由于胰液、胆汁、肠分泌物丢失引起的水、电解质紊乱等。如保留十二指肠、上段空肠、远段回肠及结肠,虽切除肠管的50%,仍可保存足够的吸收功能,不至于发生营养不良。远段回肠及右侧结肠切除,将引起腹泻和营养吸收不良。回肠被切除100 cm后,胆盐回收障碍,在结肠中将刺激肠管增加分泌,引起分泌性腹泻。胆盐丢失过多使体内胆盐池缩小,影响脂肪及脂溶性维生素的吸收,同时导致草酸盐吸收增加,过多草酸盐自尿中排出可形成草酸钙结石,维生素 B_{12} 也因吸收减少而缺乏。回盲瓣丧失后,可严重影响小肠的消化吸收功能,结肠对水电解质的吸收能力强,而空肠尤其是上部空肠,对营养物质的消化吸收极为重要。因此,空肠切除较少影响水电解质的吸收,切除回肠和结肠而保留空肠,则可使大量液体丢失,造成水和电解质严重紊乱。广泛肠切除后还可导致"高分泌状态",以高促胃液素血症和胃酸分泌亢进为显著表现,同时胃动素、肠源性高糖素、胆囊收缩素和血管活性肠肽的血浓度也增加。

【营养代谢特点】

胃肠黏膜是一种不断更新的组织,隐窝内细胞的增殖与绒毛上细胞的脱落始终保持平衡,因此机体对肠切除存在较强的适应能力,小肠切除术后黏膜面积的减少是隐窝内细胞增殖的最强刺激因素,SBS患儿因大段的肠管丢失,其肠道无论从结构还是功能方面都发生变化,但患儿仍有可能因代偿机制的适应并使机体存活,因此代谢过程包括结构和功能方面的适应性代偿的变化。

从结构性变化来看,肠管的形态改变,表现为剩余小肠的长度和口径增加,肠壁各层都有增生和肥厚;显微镜下的改变表现为肠上皮细胞增殖;细胞水平的改变表现为通过肠上皮细胞增殖、分化和凋亡,保持着动态平衡。从功能性变化来看,广泛肠道切除后,腹泻是常见的并发症,对盐和水的吸收是肠道逐渐适应主要内容。肠壁的消化与吸收功能,通过每个单位面积肠壁吸收量增加,吸收效率提高,绒毛上皮细胞吸收能力增强,达到肠道功能性的代偿。

患儿通过改善营养状况和精神状态,控制细菌感染的发生等因素,以达到肠适应。肠腔内营养物质是肠适应的启动因素,营养物质的组成也是重要因素,长链和不饱和脂肪是引发肠适应的强有力刺激物,谷氨酰胺是肠上皮细胞的能量来源。内源性胃肠道分泌物对肠适应有重要作用,这一作用从胰胆分泌点(Vater壶腹)至回肠呈下降的梯度,其重要作用的证据来源于对生长抑素的观察,它可干扰生长因子的促黏膜增殖作用。小肠广泛切除后,血清和组织中多种激素、生长因子和细胞因子的含量均有升高,提示与肠适应的发生有关。机体的营养状况与适应反应的程度有关,机械因素如肠动力对肠适应功能也很重要。

SBS患儿肠道代偿功能受到多种因素的影响,如患儿年龄、残余小肠的长度、残余小肠的部位、是否留有回盲瓣、结肠是否完整、患儿进食情况等均会造成影响。SBS分为急性期、代偿期、恢复期3个阶段,急性期患儿会出现不同程度的水样腹泻,导致脱水、血容量下降、电解质紊乱及酸碱平衡失调,此阶段治疗以维持患儿内环境稳定为主,以PN为主要的治疗方式。此阶段患儿存在为胃液高分泌的现象,可以配合使用抑制胃酸分泌的药物。代偿期患儿腹泻量逐渐减少,根据患儿的不同的病理分型,制定适合患儿的营养支持方案,从单纯的盐溶液或糖溶液逐步增量,可过渡到含糖类、高蛋白、低脂肪、低渣饮食,也可选用短肽、氨基酸、葡萄糖及游离脂肪酸的特殊配方肠内营养制剂,使患儿能够很快吸收这些营养成分。恢复期患儿肠道适应已逐渐完成,此期治疗应以预防SBS并发症为治疗重点。

根据不同的SBS的分型,其营养代谢特点有所不同,主要的治疗原则包括:供给充足的营养以实现患儿正常的生长发育,促进剩余肠道实现代偿功能,避免营养治疗相关并发症的发生。

【营养干预策略】

全肠外营养支持为急性期患儿治疗赢得了宝贵的时间,但长期全肠外营养不仅难以实施且并发症多,对机体影响大,不利于残余肠道的代偿。因此,摆脱肠外营养的依赖成为SBS患儿最主要的治疗目标,如何发挥肠内营养的作用在其治疗及促进残余肠道代偿中起着十分重要的作用(表6-11、表6-12)。

表6-11 各类型短肠综合征营养治疗步骤

	Ⅰ型 空肠造口型	Ⅱ型 小肠结肠吻合型	Ⅲ型 小肠小肠吻合型
急性期	静脉补液 肠外营养 微量肠内营养	静脉补液 肠外营养 微量肠内营养	静脉补液 肠外营养 微量肠内营养
代偿期	肠内营养+肠外营养 口服补液盐 肠康复	肠内营养+肠外营养 口服补液盐 肠康复	肠内营养 肠康复
恢复期	手术干预(延长术、 小肠移植) 肠外营养	手术干预(延长术) 肠内营养 间歇肠外营养	饮食改善 间歇肠外营养

表6-12　按剩余肠管类型患者营养支持推荐方案

剩余空肠长度（cm）	Ⅰ型	Ⅱ型
0～50	肠外营养支持	肠外营养支持
51～100	肠外营养支持	肠内营养支持
101～150	肠外营养支持+ORS	无须营养支持
150～200	ORS	无须营养支持

1. PN的使用

患儿手术后待循环、呼吸等生命体征平稳后，建议尽早开始肠外营养支持治疗补充患者所需的营养物质，营养物质主要包括葡萄糖、脂肪乳、氨基酸、各种维生素和微量元素。由于患儿处于禁食状态，进行PN治疗时建议采用中心静脉导管输液。配合使用抑制胃酸分泌的药物，如西咪替丁、雷尼替丁等；如所需抑制胃酸分泌的药量很大，可改用奥美拉唑质子泵抑制剂。制定肠外营养支持配方时应注意：① 短肠综合征急性期应补充足够的水分，肠液丢失较多时应增加营养液总量。② 热量补充恰当，采用中长链脂肪乳代替长链脂肪乳，以免加剧肝损害和免疫功能抑制。③ 应用平衡型氨基酸作为氮源。使用谷氨酰胺和生长抑素，预防肠黏膜萎缩促进细胞增殖使肠黏膜肥厚。④ 根据实际情况调整电解质的需求量。⑤ 补充每日需要量的微量元素和维生素。⑥ 定期做生化指标检测、营养状况评价。新生儿期SBS患儿，PN的液体量、热量及各类元素的补充，需根据患儿的日龄体重来进行计算。

SBS患儿长期PN治疗困难且易发生多种并发症，患儿长期肠道处于废用状态，会造成肠黏膜萎缩，肠道屏障功能障碍等一系列问题的发生，所以易早期使用微量肠内营养治疗,帮助患儿尽早摆脱肠外营养治疗的依赖。

2. EN 的使用

患儿能够平稳度过急性期进入代偿期后,肠功能逐渐恢复,应为患儿制定适合的 EN 方案。开始肠内喂养前,需评估患儿是否存在腹胀,腹部有无触痛,肠鸣音是否恢复,胃肠减压内无胆汁样胃内容物,无出血的征象,呼吸系统、心血管系统功能和血流动力学稳定。

SBS 患儿应鼓励母乳喂养,当母乳不可用或者不耐受时,可以根据肠道耐受情况选择要素配方、半要素配方和整蛋白配方。主要的喂养方式包括持续肠内营养和间歇肠内营养。持续肠内营养的方式是通过营养泵持续向患儿体内管饲营养物质,它的优点在于营养液均匀缓慢地吸收,延迟营养物质的排空时间,促进肠道黏膜功能恢复,降低患儿喂养不耐受的发生。间歇肠内营养是指每隔 2～3 h,利用重力作用将营养液通过鼻饲管注入,它的优点在于符合胃肠道运动规律,能诱发胃肠激素的周期性释放,较快促进肠道成熟与生长。为患儿制定适合的 EN 方案应考虑患儿年龄、营养需求、肠道功能、有无过敏等多方面因素进行综合考量。SBS 患儿进行肠内营养首选母乳,母乳含有表皮生长因子、核酸、长链脂肪酸、谷氨酸等,可促进患儿肠功能的恢复。选择配方奶粉为 SBS 患儿进行 EN 治疗时,早期建议使用深度水解蛋白配方奶粉,以利于吸收减少患儿对 PN 的依赖。其他肠内营养补充剂还有纤维和脂类等,食用纤维补充能够增加粪便体积,在肠道内发酵为短链脂肪酸,能够促进营养物质的吸收,利于肠道功能恢复。SBS 患儿需要通过更多的酯类营养来保证肠细胞生长,在患儿 EN 中补充脂类还能够预防发生 PN 造成的胆道淤积性疾病。

EN 治疗过程中还应注意:保持喂养系统处于无菌状

态,以防止患儿发生感染;注意控制温度,温度过低或过高等都会引起患儿出现胃肠道反应,如果有恒温器建议常规使用。需要同时进行药物治疗的患儿,需将药物碾碎溶解后通过鼻饲管注入患儿胃肠道内,每次给药前后需用温水冲洗鼻饲管。

制定肠内营养支持配方时应注意:① 肠内营养实施越早,越能促进肠功能代偿。② 普通饮食常不易吸收,应注意营养制剂选择和摄入方式的调整。③ 肠内营养制剂应由短肽、单糖、脂肪酸为主要成分的产品,几乎不需要消化就能被小肠吸收。④ 可口服摄入,也可经鼻饲管进行持续、缓慢泵注输入。⑤ 从低容量、低浓度开始,循序渐进。

四、乳糜胸患儿营养干预

【概述】

乳糜胸是由于先天性或是创伤因素导致胸导管或其主要分支回流破裂,致使其内的乳糜液积存于胸膜腔内,早期乳糜胸症状不明显,后期随着胸腔积液的增加,患侧肺部受压加重,表现为气促、发绀、呼吸困难,心动过速,血压降低,呼吸困难的程度与胸腔积液的量成正相关,还会出现不同程度的水肿,一般以下肢水肿为主,胸腔穿刺或胸导管引流出乳白色不凝固液体。乳糜胸由于液体、脂肪、蛋白质的大量丢失而常常引起低血容量、低蛋白血症,也会致使患儿长期处于营养不良的状态,出现消瘦、体重下降等症状,还会损害机体的免疫功能,导致严重代谢紊乱。

乳糜液中含有机体生长需要的营养与免疫因子,长期丢失会导致免疫功能减退、低蛋白血症、营养不良、代谢紊乱、体重下降等。

【营养代谢特点】

乳糜为富含脂肪以及由肠上皮细胞吸收而来的脂肪消化产物的淋巴液,由胸导管吸收和转运入循环系统,乳糜包含大量的乳糜微粒、三酰甘油、胆固醇和脂溶性维生素等。乳糜和淋巴液漏入胸腔可导致人体丢失必需的蛋白质、脂肪、维生素、电解质和水,进而造成血容量不足、严重营养不良等。另外,如需手术治疗的患儿创伤大、机体应激反应强烈,由此引起的高分解代谢,术后禁食进一步加重了营养不良的程度。

【营养干预策略】

1. 定期营养评估

定期监测身高、体重、BMI、肱三头肌皮褶厚度、上臂围及上臂肌围,血常规,血浆蛋白,各项免疫指标,引流液,治疗方案的改变等。

2. 营养途径选择

(1)禁食是乳糜胸保守治疗前期的首选方法,禁食可直接阻断肠道吸收乳糜颗粒的来源,间接减少肠道对乳糜颗粒的吸收,从而达到减少乳糜液生成量,促进破裂口愈合,乳糜胸患儿多会禁食7～14 d,禁食期间可以给予非营养性吸吮功能锻炼,巩固吸吮反射,减少患儿烦躁哭闹,降低氧耗。

(2)完全胃肠外营养(PN):早期PN除提供机体各种营养,改进患儿营养状况外,更因营养物质包括脂肪等直接进入静脉可以完全阻止或减少乳糜液的产生,为破裂淋巴管愈合提供基本条件。

(3)后期根据患儿气促,呼吸困难等症状改善情况,乳糜液减少或控制在小于每日20 mL/kg时,并且营养状况得以改善后,改用肠内营养(EN),给予低脂、低钠、高蛋白质饮食,包括短、中链三酰甘油饮食(MCT)。肠内喂养制剂有米汤、米糊、低脂流质、白粥、要素或半要素配方奶等。

3. 肠外营养输注途径

肠外营养输注有周围静脉输注及中心静脉输注两种方法。一般首选中心静脉营养输注,存在中心静脉禁忌证的患儿选用周围静脉营养输注。

4. 合理的诊疗计划流程图

见图6-1。

五、神经外科重症患儿营养指导

【概述】

神经外科重症患儿,主要包括重型颅脑损伤、重型脑血管疾病及脑肿瘤的患儿,这些疾病共有的特点是由于外伤或是肿瘤的压迫,引起了颅脑组织发生变化,从而出现意识障碍、颅内压增高、脑水肿等一系列临床表现。继而进行性地出现消化系统的临床表现,包括咀嚼、吞咽障碍、呃逆、恶心呕吐、应激性消化道出血及肠道菌群失调等,从而增加进食量不足,发生营养不良的高度风险。

脑组织缺氧缺血、脑水肿、颅内压增高及脑疝。颅脑损伤周围血流速度明显降低,脑血流明显障碍以及出现脑血管痉挛等现象,常常发生心、肺、胃肠和内分泌系统的严重并发症。

【营养代谢特点】

儿童正处于生长发育的关键时期,营养除了提供基础

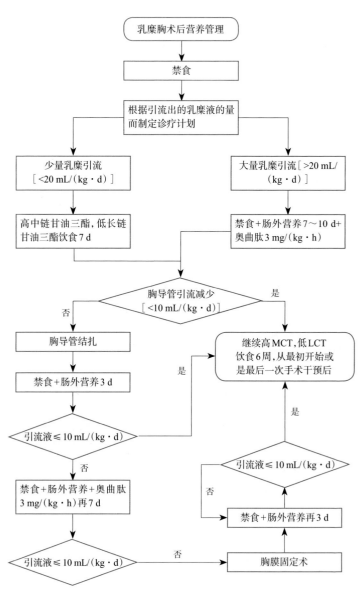

图6-1 乳糜胸术后营养管理

代谢和活动所需外,还促进机体生长发育。神经系统疾病患儿常伴吞咽障碍,进食减少或不能进食,由于此类患儿代谢亢进及分解代谢过度等原因,患儿机体内蛋白的分解大于合成,对热量的需求增加,故在高消耗和低摄入的状态下,患儿易出现营养不良。具体表现为:① 高热量代谢;② 高分解代谢;③ 糖耐受力降低;④ 呈负氮平衡状态。急性重症脑损伤患儿急性应激期代谢变化剧烈,热量供给或自身消耗不适当能加重代谢紊乱和脏器功能障碍,并导致不良结局。所以对于颅脑损伤患儿,尤其重型颅脑损伤,营养支持治疗显得尤为重要,是一种不可缺少的治疗措施。

【营养干预策略】

1. 定期营养评估

定期监测身高、体重、BMI、肱三头肌皮褶厚度、上臂围及上臂肌围、血常规、血浆蛋白、出入量、机械通气时间等。

2. 营养途径选择

肠内营养(EN)被认为是最理想的营养供给途径,具有符合生理,全面提供营养物质,促进肠道功能,维护肠道屏障功能及免疫系统等作用,如果患儿耐受肠内营养首选肠内营养,包括经口和管饲(鼻胃管、鼻肠管和经皮内镜下胃造口)喂养;不耐受肠内营养患儿选择肠外营养(PN)。

3. 肠内营养开始时间

肠内营养治疗应及早开始,应在发病后24~48 h内开始肠内营养,争取在48~72 h后达到热量需求目标。神经外科重症患儿在排除手术治疗和评估患儿具备正常的胃肠功能时应及早行肠内营养。术后当天撤离呼吸机辅助者,拔管后6 h即可行肠内营养;术后当天未撤离呼吸机辅助者,无EN禁忌证,可于术后第1天开始EN。

4. 肠内营养输注方式

肠内营养输注有重力滴注、注射器推注及肠内营养输注泵泵入3种方式。重力滴注和注射器推注适合病情稳定,消化功能良好的患儿。重力滴注由于不宜控制滴速,容易引起患儿腹泻。肠内营养输注泵的连续泵入对神经外科危重症患儿有助于减少胃部淤滞避免误吸和吸入性肺炎的风险发生,可降低鼻饲相关并发症的发生率。持续泵入法可以控制输注的剂量,速度和时间,稳定患儿的血糖水平,并减少腹泻的发生,提高肠内营养耐受性,增加EN支持效果。

5. 肠内营养护理要点

(1)输注过程中,根据患儿的年龄,胃排空情况调节输注的速度。

(2)温度尽量控制在肠内营养液到达胃内时接近37℃。

(3)体位:在无禁忌证的情况下,床头抬高30°～45°,头偏向一侧,减少误吸的发生。

(4)每次间断输注前后,或持续输注时每4 h用5～10 mL温水冲管。

(5)肠内营养输注管道24 h更换。

6. 常见并发症

(1)胃潴留:大部分专家认为患儿内容物大于100 mL应减慢鼻饲输注速度,使用胃动力药物,大于250 mL时应暂停鼻饲2 h。当胃潴留大于500 mL时应禁食行胃肠减压。可配合使用促进胃动力的药,或者配合其他治疗如热敷、按摩等方式促进胃肠蠕动。

(2)应激性胃出血:肠内营养泵持续泵入和早期的肠内营养可以防止胃液pH降低,保护胃黏膜,减少应激性溃疡的发生。早期行肠内营养可有效预防应急性胃溃疡的发生,密切观察,及时发现消化道出血的症状。行 EN 前观察胃内容物颜色,胃内容物有咖啡色样改变时可暂停。

（3）腹泻:行 EN 过程中患儿出现腹泻应及时减慢输液速度,更换配方,必要时加以抗感染药物。

（4）其他:呕吐、腹胀、便秘。

7. 肠外营养（PN）

肠内营养量不足,或患儿存在 EN 禁忌证,及时补充 PN,PN 支持途径的选择应根据输注天数及营养液制剂的渗透压决定,建议采用 CVC 或 PICC 输注。神经外科术后的患儿,由于术后进食或饮水困难,脑细胞的肿胀和脑组织水肿,使颅内压增高,患儿出现呕吐,加之术后需要长期使用利尿剂,容易造成大量体液的丢失,患儿出现水、电解质代谢紊乱及酸碱平衡失调,故术后应根据患儿的实际情况进行补液。

----------------- 参 · 考 · 文 · 献 -----------------

［1］ Anderson J B, Marino B S, Irving S Y, et al. Poor post-operative growth in infants with two-ventricle physiology［J］. Cardiol Young, 2011, 21(4): 421-429.

［2］ Demling Robert H, Desanti Leslie, The Anabolic Steroid, Oxandrolone, Renerses the Wound Healing Impairment in Corticosteroid-Dependent Burn and Wound Patients［J］. Wounds, 2001, 13(5): 203-208.

［3］ Green Corkins K, Teague E E. Pediatric nutrition assessment［J］. Nutr Clin Pract, 2017, 32(1): 40-51.

［4］ Kleinman R E,主编.申昆玲,主译.儿童营养学［M］.第7版.北京:人民军医出版社,2015,734-745.

［5］ Lubos Sobotk 原著, 蔡威主译.临床营养基础［M］.上海:上海交通大学出版社,2015.

［6］ Okoromah C A, Ekure E N, Lesif E, et al. Prevalence, profile and predictors of malnutrition in children with congenital heart defects: acasecontrol observational study［J］. Arch Dis Child, 2011, 96(4): 354-360.

［7］ Praveen S.Goday Nilesh M.Mehta 著，钱素云主译.儿科重症营养治疗［M］.北京：科学出版社,2017.7.

［8］ VAN DER LINDE D, KONINGS E E, SLAGER M A, et al. Birth prevalence of congenital heart disease world wide: a systematic review and meta-analysis［J］. J Am Coll Cardiol, 2011, 58(21): 2241-2247.

［9］ Zwane AP, Kramer M: What Works IN Fighting Diarrheal Diseases in Developing Countries: a Critical Review. Center for International Development Working paper No.140 Cambridge, Harvard University, 2007.

［10］ 蔡威.临床营养学［M］.上海：复旦大学出版社,2013.

［11］ 崔焱.儿科护理学［M］.北京：人民卫生出版社,2012.6

［12］ 方秀才,刘宝华.慢性便秘［M］.北京：人民卫生出版社 2015.1

［13］ 冯杰雄,郑珊.小儿外科学［M］.北京：人民卫生出版社.2014.5.

［14］ 高恒妙.烧伤患儿的能量需求及营养支持特点［J］.中国小儿急救医学,2017,24(1)：1-4.

［15］ 巩纯秀.儿童青少年糖尿病营养治疗专家共识(2018版)［J］.中华糖尿病杂志,2018,10(9)：569-571.

［16］ 韩春茂,周业平,孙永华,等.成人烧伤营养支持指南［J］.中华烧伤杂志,2009,25(3)：238-240.

［17］ 黄琦,江志伟,姜军,等.肠外营养支持联合生长抑素治疗乳糜胸,腹水［J］.肠外与肠内营养,2003,10(2)：73-78.

［18］ 胡亚美,江载芳.诸福棠实用儿科学［M］.第8版.北京：人民卫生出版社,2015.2267-2268.

［19］ 蒋云祥,韩金春.小儿严重烧伤休克期胃肠道功能维护63例分析［J］.临床军医杂志,2009,8：726.

［20］ 蒋朱明,蔡威.临床肠外与肠内营养［M］.北京：科学技术文献出版社,2000,4(4)：184-185.

［21］ 黎介寿.营养与加速康复外科［J］.肠外肠内营养,2007,14(2)：65-67.

［22］ 李莉.新生儿巨细胞病毒感染管理要点［J］.中华实用儿科临床杂志,2019,34(11):801-804.

［23］ 李宁,于健春,蔡威.临床肠外肠内营养支持治疗学［M］.北京:中华医学电子音像出版社,2012.5.

［24］ 李增宁,石汉平.临床营养操作规程［M］.北京:人民卫生出版社,2016.1.

［25］ 梁兵,王丽杰.营养不良与儿童危重症的关系及肠内场外营养对病情的影响［J］.国际儿科学杂志,2015,42(6):647-650.

［26］ 廖建湘,秦炯.生酮饮食疗法在癫痫及相关神经系统疾病中的应用专家共识［J］.中华儿科杂志,2019,57(11):820-824.

［27］ 刘晶.新生儿乳糜胸诊疗进展［J］.吉林医学,2012,3(8):1661-1663.

［28］ 刘均娥.临床营养护理学［M］.北京:北京大学医学出版社,2018.12.

［29］ 玲宏,王小霞.严重烧伤患者肠内营养及护理［J］.中国误诊学杂志,2012,12(3):521-522.

［30］ 刘钊,刘英华,薛长勇.肝豆状核变性营养治疗1例.军医进修学院学报,2011,30(9):978.

［31］ 潘莉雅,冯一,等.儿科乳糜胸及乳糜腹规范化营养治疗15例［J］.临床小儿外科杂志,2014,8(4):346-348.

［32］ 让蔚清,于康.临床营养学(第3版)［M］.北京:人民卫生出版社,2017.12.

［33］ 上海第二医科大学附属新华医院,上海儿童医学中心小儿外科.肠内外营养支持治疗儿童乳糜胸,腹水11例报告［J］.临床儿科杂志,2006,23(7):467-469.

［34］ 江载芳,申昆玲,沈颖.褚福堂实用儿科学［M］.北京:人民卫生出版社,2015.

［35］ 施姝澎,张玉侠,陈劼.新生儿短肠综合征肠内营养的研究进展［J］.护理学杂志,2014,29(12):81-84.

［36］ 苏宜香.儿童营养及相关疾病［M］.北京:人民卫生出版社,2016.6

［37］ 孙永华,盛志勇.临床诊治指南.烧伤外科学分册［M］.北京:人民卫生出版社,2007.

［38］陶晔璇，徐远飞，汤庆娅，等.儿科患者入院时营养状况评价［J］.中国临床营养杂志,2007,15（4）：214-217.

［39］王果，冯杰雄.小儿腹部外科学［M］.北京：人民卫生出版社,2011,3.

［40］王军，吴瑛，鲍月红，等.神经外科重症病人肠内营养合并胃潴留的相关因素分析［J］.中国护理管理,2011,11（4）：63-66.

［41］王卫平.儿科学［M］.北京：人民卫生出版社,2013,3.

［42］王彦.肝豆状核变性病的治疗［J］.吉林医学,2008,12（29）：2186-2187.

［43］杨锡强.儿科学［M］.第6版.北京：人民卫生出版社,2004：170.

［44］杨宗城.烧伤治疗学［M］.北京：人民卫生出版社,2005,421-460.

［45］周敏，黄建琼，吴直惠，等.大面积烧伤患者营养护理［J］.华西医学,2010,25（07）：1249-1251.

［46］徐虹，丁洁，易著文.儿童肾脏病学［M］.北京：人民卫生出版社,2017.

［47］中国抗癫痫协会.临床诊疗指南——癫痫病分册（2015修订版）［M］.北京：人民卫生出版社,2015.6

［48］中国营养学会膳食指南修订专家委员会妇幼人群指南修订专家工作组.6月龄婴儿母乳喂养指南［J］.临床儿科杂志,2016,34（4）：287-291.

［49］中国营养学会膳食指南修订专家委员会妇幼人群指南修订专家工作组.6月龄婴儿母乳喂养指南的科学依据［J］.临床儿科杂志,2016,34（8）：637-640.

［50］中国医师协会麻醉学医师分会.促进术后康复的麻醉管理专家共识［J］.中华麻醉学杂志,2015,35（2）：141-148.

［51］中华消化杂志编辑委员会.消化性溃疡诊断与治疗规范（2016年,西安）［J］.中华消化杂志,2016,36（08）：508-513.

［52］中华消化杂志编辑委员会.中国急性胰腺炎诊治指南（2019年,沈阳）［J］.中华胰腺病杂志,2019,19（5）：321-331.

［53］中华医学会儿科学分会消化学组,中华医学会儿科学分会感染学组,《中华儿科杂志》编辑委员会.儿童腹泻病诊断治疗原则

的专家共识[J].中华儿科杂志,2009,47:634-636.

[54] 中华医学会消化病学分会胃肠动力学组,功能性胃肠病协作组.中国慢性便秘专家共识意见(2019年,广州)[J].中华消化杂志,2019,39(9):577-598.

[55] 中华医学会小儿外科学分会心胸外科学组.先天性心脏病患儿营养支持专家共识[J].中华小儿外科杂志,2016,37(1):3-8.

[56] 中华预防医学会儿童保健分会.0~6月婴幼儿喂养与营养指南[J].中国妇幼健康研究,2019,30(4):392-417.

[57] 中华医学会儿科学分会儿童保健学组,中华医学会围产医学分会,中国营养学会妇幼营养分会,《中华儿科杂志》编辑委员会.母乳喂养促进策略指南(2018版)[J].中华儿科杂志,2018,56(4):261-266.

[58] 中华医学会妇产科学分会产科学组.乙型肝炎病毒母婴传播预防临床指南(第1版)[J].中华妇产科杂志,2013,48(2):151-154.

[59] 中华预防医学会中华预防医学会出生缺陷预防与控制专业委员会新生儿筛查学组,中华医学会儿科学分会临床营养学组.苯丙氨酸羟化酶缺乏症饮食治疗与营养管理共识.中华儿科杂志,2019,57(6):405-409.

[60] 中华医学会儿科学分会内分泌遗传代谢学组,中华预防医学会中华预防医学会出生缺陷预防与控制专业委员会新生儿筛查学组.高苯丙氨酸血症的诊治共识.中华儿科杂志,2014,52:420-425.DOI:10.3760/cma.j.issn.0578-1310.2014.06.005.

[61] 中华医学会肠外肠内营养学分会儿科学组,中华医学会小儿外科学分会新生儿外科学组,中华医学会小儿外科学分会肛肠学组,中华医学会儿科学分会临床营养学组.儿童围手术期营养管理专家共识[J].中华小儿外科杂志,2019,40(12):1065.

[62] 欧洲儿科胃肠肝病与营养学会,欧洲临床营养与代谢学会,欧洲儿科研究学会中华医学会肠外肠内营养学分会.儿科肠外营养指南(2016版)[J].中华儿科杂志,2018,12(12):885-896.

[63] 中华医学会小儿外科学分会肛肠学组.先天性巨结肠症围手术期管理专家共识[J].中华小儿外科杂志,2018,39(6):404-410.

[64] 中华医学会肠外肠内营养学分会儿科协作组.中国儿科肠内肠外营养支持临床应用指南[J].中华儿科杂志,2010,48(6)436-441.

[65] 中华医学会小儿外科学分会新生儿学组.新生儿坏死性小肠结肠炎小肠造瘘术后临床治疗专家共识[J].中华小儿外科杂志,2016,37(8):563-567.

[66] 中华医学会神经外科学分会,中国神经外科重症管理协作组.中国神经外科重症患者消化与营养管理专家共识(2016)[J].中华医学杂志,2016,6(21):1643-1647.

[67] 中华医学会肠外肠内营养学分会神经疾病营养支持学组.神经系统疾病肠内营养支持操作规范共识(2011版)[J].中华神经科杂志,2011,11(44):787-791.

[68] 中华医学会神经外科学分会.神经外科重症管理专家共识(2013版)[J].中华医学杂志,2013,93(2):1765-1779.